AF297236

2667

HYGIÈNE GÉNITALE

DE LA FEMME

HYGIÈNE GÉNITALE

DE LA FEMME

MENSTRUATION — FÉCONDATION

STÉRILITÉ — GROSSESSE — ACCOUCHEMENT

SUITES DE COUCHES

PRINCIPALES MALADIES DE LA FEMME

D'APRÈS L'ENSEIGNEMENT ET LA PRATIQUE

DU

Dᵣ AUVARD

PAR

La Doctoresse M. SCHULTZ

Avec 62 figures dans le texte

PARIS

OCTAVE DOIN, ÉDITEUR

8, PLACE DE L'ODÉON, 8

—

1902

PRÉFACE

La foi dans le *médicament* décline, et passe progressivement dans *l'hygiène ;* le temps n'est peut-être pas loin où le traitement par les médicaments sera remplacé simplement par l'hygiène.

C'est dire qu'on ne se guérira plus par l'ingestion de drogues, mais uniquement par la manière de vivre.

N'en est-on pas déjà là pour la tuberculose et la neurasthénie, ces deux grands fléaux de l'époque actuelle ?

*
* *

Pour la femme, ou mieux pour la mère, il est trois branches d'hygiène qui dominent son existence :

L'hygiène générale ;

L'hygiène génitale ;

L'hygiène de l'enfant.

Se bien porter — Avoir de beaux enfants — Bien les élever — n'est-ce pas là le triangle vital dans lequel est enfermée la mère ?

Et dans notre humanité anxieuse, à la recherche d'un bonheur qui la fuit, ne peut-on prédire une vie belle et bien remplie à la femme qui saura s'y cantonner ?

De la trilogie qui compose l'être humain : Intelligence — Amour — Force — c'est l'amour qui domine chez la femme :

Amour ascendant pour ses procréateurs ;

Amour plan pour son mari ;

Amour descendant pour ses enfants.

Or l'amour de l'enfant est celui qui remplit le plus complètement sa vie, qui comble le mieux toutes les nobles et profondes aspirations de son être.

Mères, ayez donc de beaux enfants et consacrez-leur *intelligemment* toutes les *forces* de votre existence !

Si une femme veut suivre cette belle voie, la meilleure pour elle :

Qu'elle aime d'abord l'homme qui sera digne

d'être le père de ses enfants ; elle n'a pour cela qu'à laisser parler la nature et à mettre de côté toutes les conventions sociales, qui ont abaissé le mariage au rang d'une affaire commerciale.

Qu'elle mène une vie hygiénique.

Qu'elle soigne son système génital, dans lequel l'enfant sera conçu, et dans lequel il passera les premiers mois de son existence.

Qu'elle sache ensuite élever l'enfant, issu de ses entrailles, et en faire un être supérieur, en rapport avec ses aptitudes.

* *

Pour ces trois derniers points :
— Hygiène générale,
— Hygiène génitale,
— Hygiène de l'enfant,
— la femme a besoin d'un guide spécial et d'une éducation appropriée.

La Doctoresse Schultz avait été souvent frappée, comme moi, de l'ignorance, sur ce sujet, des françaises qui bien souvent étaient abandonnées à leur instinct, à des médecins peu instruits en cette matière, ou à des commérages d'amies.

Aussi a-t-elle eu l'idée d'écrire, sous ma direction, un livre pour initier les mères à leur rôle difficile.

Ce livre est celui que je présente aujourd'hui

au lecteur, sous le nom d'*Hygiène génitale de la femme*.

* *

Pour l'hygiène de l'enfant, les mères ont déjà mon livre « le Nouveau-né », dont la grande faveur auprès du public a prouvé l'utilité.

Pour l'hygiène génitale, le livre actuel donnera, j'en suis sûr, toute satisfaction, car — femme — la Doctoresse Schultz a su expliquer à ses compagnes de sexe tous les détails de cette science et de cet art, mieux que je ne l'aurais fait moi-même ; entre femmes on sait se comprendre et s'expliquer à demi-mot.

Restera l'*hygiène générale de la femme* : s'il n'est pas indiscret de révéler une intention, je crois pouvoir dire que la Doctoresse Schultz comblera sous peu cette lacune, en donnant aux mères le guide dont elles ont besoin à ce sujet, pour être à la hauteur de leur tâche.

* *

Et maintenant que j'ai présenté le livre au lecteur et montré, je crois, son utilité, il me resterait à dire quelques mots de l'auteur.

Je suis de ceux qui pensent qu'il faut *juger uniquement l'être humain à ses œuvres*.

Lisez donc et jugez.

Tout ce que je désire, avant de laisser la plume, c'est dire que, si ce livre trouve le succès, qu'il mérite à mon avis, l'auteur en est digne par *l'intelligence, le cœur* et *le travail*, qu'elle y a dépensés avec une généreuse prodigalité.

Dr AUVARD.

Lac de Joux, 20 décembre 1901.

GÉNÉRALITÉS

GÉNÉRALITÉS

SOMMAIRE

HYGIÈNE GÉNITALE
DE LA FEMME

GÉNÉRALITÉS

Au point de vue de sa constitution, on a dit que la femme se composait *d'une matrice servie par des organes*.

En subordonnant ainsi chez elle les autres organes à la matrice, on a voulu bien faire sentir l'importance relative de cette dernière.

En tout cas, pour que le fonctionnement de l'organisme soit normal chez la femme, il faut non seulement que la matrice, ou mieux le système génital, soit en bon état, mais aussi que tous les autres organes se trouvent dans des conditions physiologiques.

Il est aussi un point qui, chez elle comme d'ailleurs chez l'homme, joue un rôle considérable par rapport à la santé, c'est celui du *tempérament*.

Il n'y a guère d'expression plus usitée que celle de tempérament, et cependant il n'en est pas de plus vague et de plus mal définie, dans l'esprit de la plupart des personnes, voire même des médecins.

Par *tempérament* on doit entendre la *manière de fonctionner* de chaque organisme en particulier.

Des nombreux tempéraments qu'on reconnaissait

autrefois, on ne doit en retenir que deux, les seuls qui à l'heure actuelle soient bien définis, ce sont :

Le tempérament arthritique ;

Le tempérament lymphatique.

Tous les humains peuvent être rangés dans ces deux catégories : les arthritiques et les lymphatiques, les uns n'en présentant qu'une ébauche, parfois même difficile à déceler, les autres, au contraire, l'offrant à un degré très prononcé ; enfin toute une innombrable série de degrés intermédiaires peuvent exister.

Le tempérament prédispose à l'éclosion de certaines maladies, et, d'autre part, imprime une allure particulière à celles qui se produisent accidentellement.

Il prédispose à l'éclosion de certaines maladies : c'est ainsi que tout *lymphatique* ou scrofuleux, ce qui est identique, est un candidat à la *tuberculose* ; de même que tout *arthritique* est sur le chemin de la *neurasthénie.* — On verra rarement un lymphatique devenir neurasthénique, et un arthritique être atteint de tuberculose.

D'autre part, quand la tuberculose, dont la phtisie pulmonaire est une variété, se déclare chez un arthritique, elle n'évolue pas comme chez un lymphatique.

On voit donc combien au point de vue de la santé il est important de bien établir le tempérament de chacun.

D'avance, en connaissant un tempérament, on peut présumer la maladie qui vous menace de préférence et prendre des mesures de précaution en conséquence.

Ce qui vient d'être dit de l'arthritisme et du lymphatisme nous laisse deviner que l'*hygiène générale,* dans les deux cas, diffère essentiellement. En effet, l'hygiène de l'arthritique ne sera pas du tout celle du lymphatique, et réciproquement.

L'*arthritique* doit manger très sobrement, être de préférence végétarien, éviter les mets épicés, ne boire que peu de vin, mélangé avec de l'eau, ne pas prendre de liqueurs, pas d'excitants, tels que thé, café. Il devra se livrer à beaucoup d'exercice, autant que possible faire de l'hydrothérapie et du massage; ne pas se surmener le système nerveux, sans quoi il aura des chances de devenir neurasthénique.

Le *lymphatique*, au contraire, aura besoin d'une nourriture substantielle, plutôt animale que végétale; le vin, le café lui seront favorables, à moins qu'il n'en fasse abus. L'exercice ne lui est pas mauvais, mais à la condition d'être modéré, simplement pour aiguiser son appétit; les soins de propreté pour la peau lui sont bons.

Quant à l'hydrothérapie, elle demande à être faite chez lui avec plus de discernement; bonne dans certaines conditions, elle peut lui être défavorable dans d'autres. Ce qu'il faut éviter chez lui, ce sont les *refroidissements*, car ils conduisent aux complications pulmonaires, favorables à l'éclosion de la tuberculose.

Le lymphatique pourra, enfin, faire de grandes dépenses de forces nerveuses sans craindre la neurasthénie, mais ce qu'il devra redouter, ce sont toutes les causes d'affaiblissement qui favorisent l'apparition de la tuberculose. Chez lui tous les rhumes négligés, tous les refroidissements peuvent être le prétexte que prendra cette terrible maladie pour s'implanter dans son organisme, et, quand elle y est implantée, il est bien difficile de la déraciner.

Il m'est impossible d'exposer ici toutes les considérations pathologiques et hygiéniques auxquelles prêtent l'arthritisme et le lymphatisme. J'ai simplement voulu montrer quelle est leur importance dans la vie au point de vue de la santé, afin que la femme, et pour elle et pour ses enfants, y pense et qu'elle s'en préoccupe dans ses conversations avec son médecin.

J'arrive maintenant à ce qui concerne directement le système génital et je vais répondre aux diverses questions que soulèvent la constitution et le fonctionnement de ce système, en examinant successivement les six parties : 1° la menstruation ; 2° la fécondation ; 3° la grossesse ; 4° l'accouchement ; 5° les suites de couches ou postpartum ; 6° enfin, les principales maladies de la femme et leur traitement.

PREMIÈRE PARTIE

MENSTRUATION ET SES TROUBLES

MENSTRUATION ET SES TROUBLES

SOMMAIRE

MENSTRUATION ET SES TROUBLES

Qu'entend-on par menstruation?

Par *menstruation*, *règles* ou *périodes*, on entend une fonction de la femme, caractérisée par l'écoulement périodique du sang, au niveau du système génital.

1° Système génital.

Par quels organes est composé ce système génital?
Il est composé par :
- la vulve ;
- le vagin ;
- l'utérus ;
- les trompes ;
- les ovaires ;

ainsi que le montre la figure 1 (p. 10).

Quel est le rôle de chacun de ces organes ?
Les *ovaires*, au nombre de deux, ressemblant par leur forme et volume à une amande, sont composés par une série de petites poches dont chacune renferme une cellule appelée *ovule*. Cet ovule joue un rôle primordial dans la fécondation, c'est lui qui, plus tard, deviendra l'embryon et l'enfant, comme nous le verrons en étudiant la fécondation. Retenons

simplement pour l'instant que l'ovule est le produit de sécrétion de l'ovaire.

Les *trompes*, au nombre de deux, de même que les ovaires, constituent un *canal de communication*

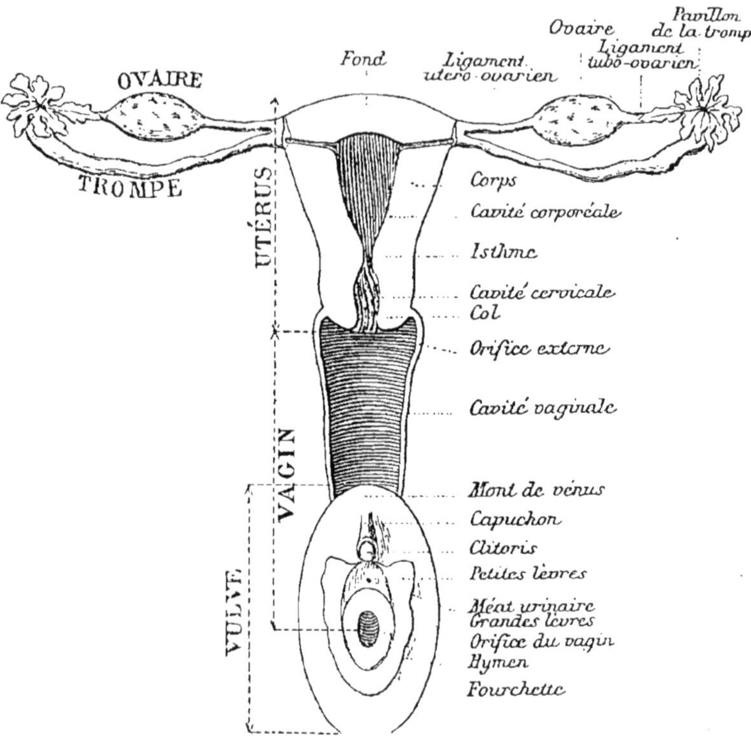

Fig. 1. — Schéma du système génital de la femme.

entre l'ovaire et l'utérus ; c'est par ce canal que l'ovule, parti de l'ovaire, pourra se rendre jusque dans l'utérus.

L'*utérus*, sorte de poche en forme de poire, est placé entre les trompes et le vagin ; c'est dans cet organe, encore dénommé *matrice,* que se développera l'enfant.

Le *vagin* est un canal relativement spacieux qui

fait communiquer l'utérus avec la vulve, c'est-à-dire avec l'extérieur ; il est destiné aux rapports sexuels.

Quant à la *vulve*, elle est simplement le centre des organes génitaux, ou en quelque sorte leur devanture.

Vous avez tout à l'heure prononcé le nom de matrice. Est-ce bien le synonyme d'utérus ?

En médecine *utérus* et *matrice* sont en effet exactement synonymes, mais ce mot est bien souvent employé par les femmes, ignorantes des choses médicales, comme synonyme de tout le système génital, surtout de la vulve, du vagin et de l'utérus, de telle sorte que, pour elles, dire : *j'ai mal à la matrice*, c'est dire : j'ai mal à une région quelconque du système génital.

Nous comprenons maintenant ce qu'on désigne par système génital; voudriez-vous revenir à notre première question et nous dire ce qu'on entend par règles ou menstruation ?

Les règles sont constituées par l'ensemble de deux phénomènes :

L'un, connu de tout temps, et facile à étudier, c'est l'*écoulement de sang* ou *hémorragie périodique*.

L'autre, que le microscope nous a révélé, difficile à déterminer, est l'*émission de l'ovule* ou *ovulation*.

Donc *hémorragie* et *ovulation*, tels sont les deux pôles de la menstruation.

2° Hémorragie.

L'écoulement de sang se présente-t-il avec les mêmes caractères chez toutes les femmes ?

Non, il y a les plus grandes variations, et l'on

peut presque dire qu'il n'y a pas à cet égard deux femmes qui se ressemblent absolument.

La *durée* des règles varie de quelques heures jusqu'à quinze jours.

Quelques femmes perdent beaucoup de sang, d'autres fort peu, avec tous les intermédiaires.

Ici les femmes excrètent tous les quinze jours, là toutes les six semaines, avec tous les intermédiaires également. La périodicité habituelle est, soit tous les mois solaires (trente, trente et un jours), soit tous les mois lunaires (vingt-huit jours).

Beaucoup de femmes ont des règles irrégulières.

Quelques femmes ont des règles très rares, quelques-unes ne sont pas réglées du tout.

On voit donc combien est capricieuse cette hémorragie périodique.

3° Ovulation.

L'ovulation présente-t-elle la même variabilité ?
Par ovulation on entend l'émission de l'ovule hors de l'ovaire.

Voici d'ailleurs comment les choses se passent.

L'ovaire, ainsi que nous l'avons dit, se compose d'une série de petites poches, appelées *vésicules de De Graaf,* du nom de l'auteur qui les a découvertes, ou encore nommées *ovisacs.*

Chaque *ovisac* contient un *ovule*, ainsi que le représente la figure ci-jointe (fig. 2, I).

Or, à l'approche des règles, un de ces ovisacs grossit en se remplissant de liquide, comme l'indique la figure 2, II.

Puis, pendant les règles mêmes, la vésicule se remplit tellement de liquide qu'elle finit par se rompre,

comme une bulle de savon qu'on veut trop gonfler
(fig. 2, III), et alors l'ovule qu'elle contenait s'échappe
de la poche où il était enfermé, comme l'oiseau, pri-

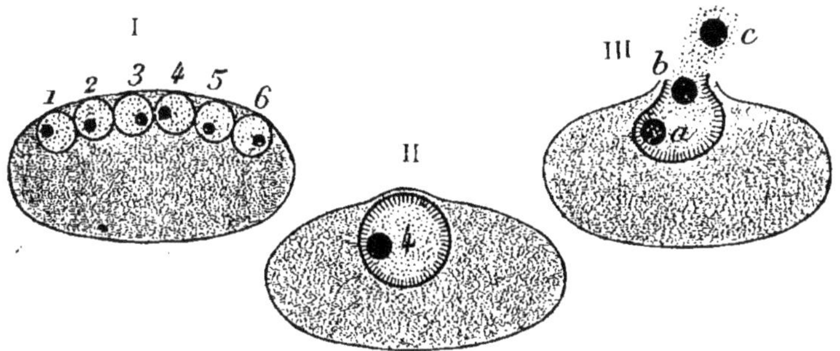

Fig. 2. — Ovaire et ovulation.
I, ovaire à l'état de repos. — II, une vésicule grossie.
III, la vésicule se rompt.

sonnier dans une cage, s'échappe alors qu'on lui ouvre
la porte.

L'ovule est libre, il va gagner la trompe et de là
l'utérus, ainsi que nous le verrons en parlant de la
fécondation.

*S'échappe-t-il un ou plusieurs ovules à chaque
époque menstruelle ? Et à quel jour des règles s'é-
chappe-t-il ?*

On pense qu'il ne s'échappe qu'un ovule au
moment de chaque époque menstruelle. Cependant
il est certain qu'il peut y en avoir plusieurs à la fois,
— la possibilité des grossesses multiples, c'est-à-dire
avec 2, 3, 4 et même 5 enfants, l'indique, — que
ces divers ovules soient fournis par le même ovaire
ou par les deux.

Nous savons qu'en général l'ovule est mis en liberté
pendant les règles, mais s'il y a un jour fixe où se
produit la rupture de la vésicule, nous ne le con-

naissons pas exactement, bien que nous supposions que ce soit vers la fin des règles.

D'autre part il est possible, par exception, que cette rupture se produise en dehors des règles ; cette possibilité fait que la femme peut devenir enceinte à tout moment, bien que d'habitude la conception se produise au voisinage des règles.

Nous reviendrons sur ces divers points à propos de la fécondation, contentons-nous ici de cette simple esquisse.

Pourquoi la femme est-elle malade pendant les règles ?

La femme est en effet plus ou moins malade pendant les règles.

Les seins sont gonflés, tendus, parfois douloureux.

Les yeux sont fatigués, cernés.

Souvent quelques boutons d'herpès se forment au coin de la bouche.

Il y a de la sensibilité du ventre, parfois des coliques, surtout au début.

Nombre de femmes ont également un état nauséeux ou une perte d'appétit, surtout au commencement.

Le système nerveux est particulièrement atteint ; la femme est nerveuse, irritable ; elle pleure facilement, et encore pour un rien. A ce moment névralgie et migraine sont fréquentes, et chez certains sujets se reproduisent avec une régularité désespérante.

Telles sont les misères de la femme à ce moment ; elles sont plus ou moins marquées suivant les personnes et en général d'autant plus accentuées que la femme appartient à une classe sociale plus élevée.

Nous savons que la femme souffre, — mais *pourquoi ?* — nous l'ignorons, de même que nous ignorons pourquoi elle est condamnée, pour enfanter, à des douleurs si cruelles.

A quel âge commencent et finissent en général les règles ?

Le début des règles ou *instauration menstruelle*, signal de la *puberté* chez la femme, se fait en général, en France — vers quinze ans. Toutefois il y a de nombreuses variations, elle peut être retardée jusqu'à dix-sept, dix-huit, dix-neuf et même vingt ans, de même qu'elle peut être avancée à douze, à dix ans; on a même signalé l'apparition pouvant se faire à six, cinq et même à un an ; mais ces apparitions précoces doivent être considérées comme de véritables monstruosités.

Quant à la fin des règles, *ménopause* ou *retour d'âge*, elle se montre d'habitude, dans nos climats, vers quarante-cinq ans. Mais elle peut exister plus tôt, à partir de quarante ans, ou, plus souvent, être retardée jusqu'à cinquante, cinquante-cinq et même soixante ans. On raconte l'histoire de femmes qui auraient été réglées — jusqu'à cent ans ??...

Ces cas extraordinaires de menstruation précoce et tardive, dont plusieurs manquent d'authenticité, ne sauraient être considérés que comme des curiosités pathologiques.

Au point de vue pratique, retenons que l'instauration menstruelle se fait de dix à vingt ans, en général vers quinze ans, et la ménopause de quarante à cinquante ans, en général vers quarante-cinq ans.

Dans les pays chauds l'instauration menstruelle

est plus précoce, et elle est d'autant plus tardive qu'on va davantage vers le pôle.

L'hérédité joue à cet égard un rôle important, en ce sens, que l'époque d'apparition et de cessation des règles est analogue chez les filles à ce qu'elle a été chez la mère.

N'y a-t-il pas de soins spéciaux à prendre à ces deux âges critiques de la vie: puberté et ménopause?

Oui, il y en a d'assez importants, mais je ne vous en parlerai qu'après vous avoir exposé l'hygiène de la menstruation en général.

4° Hygiène de la menstruation.

Puisque nous revenons à la menstruation, dites-nous si la femme, pendant les règles, peut continuer sa vie habituelle ou doit-elle s'astreindre à certaines précautions?

Pendant les règles la femme devra éviter les secousses physiques et morales, qui sont également nuisibles pour elle à ce moment.

L'équitation et la bicyclette, que certaines femmes continuent pendant leurs règles, doivent être prescrites pendant ce moment.

Les bains généraux ou locaux, tels que les bains de pieds, les douches, seront aussi cessés à ce moment.

Mieux vaut aussi renoncer à l'emploi des injections vaginales pendant cette période, toutefois il faut reconnaître qu'une injection tiède (Temp. 36°), donnée sans pression, ne peut avoir d'inconvénients sérieux.

On évitera aussi à ce moment l'usage de purgatifs, et, d'une façon générale, de tout médicament énergique.

En un mot *s'abstenir*, telle sera la règle de conduite à ce moment.

La femme a-t-elle certaines précautions à prendre pour que la menstruation soit normale ?

Oui, il y a à cet égard des règles d'hygiène générale et locale.

Quelles sont les règles d'hygiène locale ?

Elles se résument en deux points principaux :

Éviter les traumatismes.

Éloigner les microbes.

Qu'entendez-vous par « éviter les traumatismes » ?

J'entends par là tous les chocs qui peuvent ébranler l'utérus, par exemple les secousses trop violentes du corps, l'ébranlement causé par l'équitation trop mouvementée, et enfin l'abus des plaisirs sexuels.

Tous ces traumatismes prédisposent à la métrite, à l'ovarite, ou aux maladies analogues de ces régions.

Comment éloigner les microbes ?

Les microbes pénètrent dans le système génital principalement de deux façons :

Par l'intermédiaire des rapports sexuels qui transmettent par exemple la blennorragie, la syphilis, ou en étant déposés par les divers objets qui peuvent entrer au contact de la surface génitale, tels que linge servant à la toilette, canule pour les injections vaginales, ou plus simplement le contact des doigts qui n'ont pas été lavés.

Connaître la cause de la pénétration, c'est savoir en pareil cas comment on peut éviter l'inoculation de ces microbes.

Mais si les microbes ont pénétré, n'y a-t-il pas moyen de s'en débarrasser ?

Parfaitement, on le peut dans la majorité des cas, en lavant soigneusement la cavité dans laquelle ils ont pénétré. Si c'est le vagin, en pratiquant des injections vaginales ; si c'est l'utérus, en nettoyant la cavité utérine. L'injection vaginale peut être prise par la femme elle-même, mais le nettoyage de l'utérus (injection ou curage) nécessite l'intervention du médecin.

Les injections vaginales sont-elles à conseiller d'une façon régulière ?

Chez les vierges ces injections sont inutiles, et dans certains cas l'étroitesse de l'hymen les rendrait d'ailleurs difficiles.

Chez la femme déflorée, dont la vulve par conséquent est plus ou moins facilement perméable, les injections vaginales sont salutaires, qu'il y ait ou non rapports sexuels, parce que la béance de la vulve permet aux poussières et aux microbes de remonter facilement de la vulve dans le vagin, et il est mauvais de laisser les microbes séjourner dans le vagin, car, en pénétrant plus profondément, ils peuvent devenir la cause de maladies diverses : c'est une menace constante pour la femme.

Donc, L'HYGIÈNE PRESCRIT A TOUTE FEMME DÉFLORÉE DE PRENDRE DES INJECTIONS VAGINALES.

Dans quelles conditions ces injections doivent-elles être prises ?

Elles doivent être prises tous les jours, ou tous les deux jours, de préférence le matin, en faisant la toilette générale, avec de l'eau chaude (45°) ou froide

(10°) ; l'eau tiède, sauf indications spéciales, est mauvaise, car elle tend à congestionner l'utérus.

Comme appareil on se servira (fig. 3) d'un récipient de 2 litres en métal émaillé ou nickelé, avec tube de caoutchouc se terminant par úne canule métallique, avec ou sans robinet (le robinet est plus commode pour le maniement). Les canules en verre sont trop fragiles, celles en caoutchouc trop difficiles à tenir propres. Éviter tous les appareils à pompe et à soupape qui sont des nids à microbes.

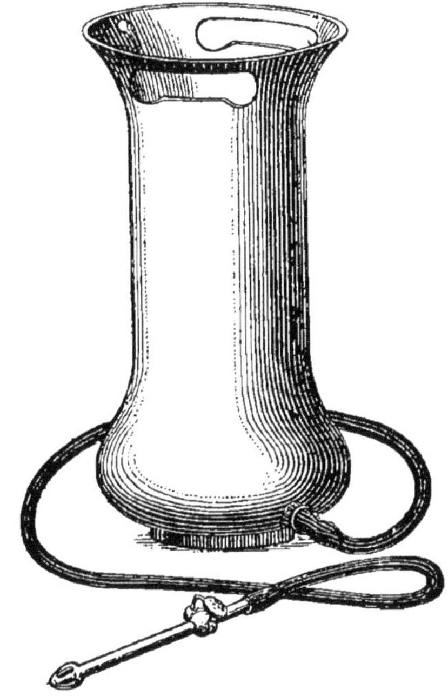

Fig. 3. — Injecteur en métal nickelé avec canule métallique à robinet (modèle du Dr Auvard).

Doit-on prendre les injections couchée ou accroupie ?

L'injection couchée est préférable, car elle nettoie bien mieux la profondeur du vagin ; toutefois, comme elle est beaucoup plus compliquée, on pourra, à moins de prescription médicale expresse, se contenter de l'injection accroupie.

Quel est le meilleur médicament pour le liquide des injections ?

Le meilleur et le plus pratique est le sublimé ou bichlorure de mercure.

On a ce médicament sous forme de paquets pulvérulents ainsi composés :

Bichlorure de mercure. . . . . 1 gramme.
Acide tartrique . . . . 4 —

En mettant un paquet dans un litre d'eau, on obtient une solution de $\frac{1}{1000}$, qui est la dose habituelle pour l'usage de ce médicament en injections. On le prend souvent à doses plus faibles : à $\frac{1}{2000}$, à $\frac{1}{3000}$ ou $\frac{1}{4000}$.

Toutefois ce médicament présente un gros inconvénient, c'est qu'il constitue un poison très énergique, et qu'il peut causer des accidents, quand il est à la portée des enfants, par exemple.

Le mercure n'expose-t-il pas à la chute des dents, des cheveux ?

En aucune façon, d'autant moins qu'en injection vaginale il n'est pas absorbé et ne pénètre pas dans l'économie.

En dehors du mercure quels sont les autres médicaments dont on peut faire usage ?

1° L'acide phénique de $\frac{1}{100}$ à $\frac{1}{500}$; il a l'inconvénient d'avoir une odeur désagréable.

2° Le permanganate de potasse de $\frac{1}{100}$ à $\frac{1}{5000}$; il tache le linge;

3° Le sulfate de cuivre de $\frac{1}{100}$ à $\frac{1}{500}$.

4° L'acide borique à $\frac{4}{100}$. C'est un antiseptique très faible.

5° Enfin on peut se servir simplement d'eau bouillie ou filtrée.

Doit-on prendre des injections pendant les règles ?

L'habitude est de s'abstenir à ce moment. Toutefois, des injections d'eau *simple*, à la température du corps, (36°), seraient sans aucun danger et répondraient au but de propreté qu'on leur demande. Elles sont à conseiller aux femmes qui sont incommodées par l'odeur des règles, bien que cette odeur soit en général très légère.

L'équitation et la bicyclette sont-elles bonnes pour les femmes au point de vue de leur système génital ?

Une femme bien portante, sans aucune trace de maladie génitale, peut se livrer à tous les exercices de sport qu'elle désire, pourvu, toutefois, qu'elle ne se soumette pas à une fatigue exagérée, et pourvu qu'elle s'abstienne pendant les règles.

Mais si l'équitation et la bicyclette ne sont pas nuisibles à la femme quand son utérus et les annexes sont sains, il n'en est plus de même aussitôt que ces organes sont malades ; ces sports peuvent en pareil cas devenir très dangereux.

Donc ni bicyclette ni cheval quand il y a une maladie génitale, si minime soit-elle.

On peut considérer que le cheval est encore plus dangereux pour la femme génitalement malade, que la bicyclette, parce qu'il secoue davantage.

Une maladie génitale peut-elle se produire à l'insu de la femme ?

Non, toute maladie génitale se révèle par quelque symptôme, qui n'échappera pas à une femme attentive.

Les trois ordres de symptômes les plus habituels sont :

les douleurs;

les troubles des règles;

les pertes.

Une femme qui ne souffre pas (ni des reins ni du bas-ventre), dont les règles sont régulières, et qui ne perd pas, peut être assurée de n'avoir aucune maladie génitale.

Toutefois il est des maladies qui se révèlent par des symptômes très peu accentués, le cancer par exemple, qui commence par des pertes minimes. Aussi la femme devra-t-elle s'observer avec beaucoup d'attention, car ces maladies insidieuses sont ordinairement les plus graves et celles qu'on a intérêt à faire énergiquement soigner dès leur début.

Conclusion : Toutes les fois qu'une femme s'apercevra d'un symptôme nouveau : pertes, troubles menstruèls ou douleurs, elle devra aller consulter son médecin afin de s'assurer si elle n'a pas un début de maladie génitale. Une négligence en pareil cas peut lui devenir rapidement funeste.

N'est-ce pas maintenant que vous deviez nous parler de l'hygiène des deux âges critiques de la femme, c'est-à-dire de la puberté et de la ménopause?

Oui, nous allons aborder ce sujet avant de nous occuper des troubles des règles dont il sera question plus loin.

5° Puberté.

Voulez-vous d'abord nous dire quels sont les changements qui ont lieu chez la femme vers l'approche de la puberté?

Les changements qu'on observe chez une fillette à

l'approche de la puberté sont de deux ordres : physiques et psychiques.

Les changements physiques consistent dans l'accroissement plus marqué du corps en hauteur autant qu'en largeur : le bassin, les épaules, la poitrine deviennent plus larges.

La rapidité de la croissance a pour effet que les formes de l'enfant paraissent anguleuses : la fillette paraît inhabile dans ses mouvements, elle semble gênée par la longueur de ses membres. Puis la croissance en hauteur va en se ralentissant, tandis que le développement en largeur continue. Les membres deviennent plus pleins, s'arrondissent; les hanches, les cuisses se dessinent davantage.

Les seins commencent à augmenter de volume, des poils apparaissent aux aisselles et au pubis.

Les contours deviennent plus gracieux, la silhouette plus féminine.

Le passage de l'enfance à l'adolescence se trouve ainsi franchi. Dès ce moment le développement physique se fera en vue de transformer en nubile la jeune fille pubère.

Les changements psychiques ne consistent-ils pas en un changement dans le caractère, la façon d'être de la fillette ?

C'est cela en effet; la fillette commence à abandonner ses jeux d'enfants; l'instinct de tendresse commence à se réveiller en elle; elle devient plus impressionnable, son imagination s'exalte plus facilement; elle est exubérante dans ses manifestations d'affection, d'amitié.

D'autre part la nervosité commence à se développer chez elle, ou s'accentue, si elle a préexisté.

L'instauration menstruelle est-elle brusque et immédiatement régulière ?

Non ; de même que les organes qui composent le système génital se développent progressivement, de même la fillette éprouve longtemps avant la première apparition des règles, et à des intervalles plus ou moins éloignés, divers phénomènes vagues du côté du bas-ventre. Tantôt c'est une sensation de pesanteur, de plénitude dans le bas-ventre ; tantôt de légères coliques ; tantôt des douleurs, peu marquées, dans les reins ; tantôt, après quelque fatigue, c'est de l'endolorissement dans les aines, dans les genoux.

Enfin au premier écoulement menstruel la jeune fille éprouvera, à un degré plus ou moins prononcé, les divers malaises qui accompagnent d'habitude les règles chez toutes les femmes.

La menstruation ne devient pas absolument régulière dès le début ; les périodes peuvent n'avoir lieu que tous les deux ou trois mois.

Il faut plusieurs mois pour arriver à la régularité des périodes menstruelles qui est de règle chez la femme dans l'état normal de la santé.

Lorsque chez une fillette les règles tardent à venir, n'y a-t-il rien à faire pour accélérer leur apparition ?

Il faut en principe s'abstenir de toute action et médication destinée à « faire venir les règles ».

Si les règles ne viennent pas, c'est que l'organisme n'a pas atteint le degré de développement nécessaire. S'il y a réellement un retard, il peut être lié à quelque particularité de conformation du système génital ou à quelque état de souffrance de la santé générale, — dans ces cas il faut consulter un médecin.

Rappelez-vous que l'époque de l'instauration menstruelle, bien qu'ayant lieu d'habitude vers quinze ans, peut cependant varier de douze à dix-sept ans; donc ne vous hâtez pas à conclure à un retard inquiétant.

Pourriez-vous nous dire quels sont les ménagements particuliers à observer vis-à-vis d'une jeune fille à cet âge ?

Une jeune fille à l'âge de la puberté est un être dont l'organisme développe une grande activité : il doit suffire à l'accroissement total du corps, au développement d'une série d'organes (système génital), à l'établissement d'une fonction qui réclame un surplus de richesse en liquide sanguin.

Tout ce qui diminuera ou absorbera les matériaux nécessaires à cette activité de l'organisme amènera des troubles dans la santé générale de la jeune fille.

Telle sera l'influence du surmenage physique, du surmenage intellectuel, d'une alimentation insuffisante et de toutes les autres infractions aux règles d'hygiène.

Que faut-il penser de divers états maladifs qu'on observe si souvent vers l'âge de la puberté?

Tout grand acte de la vie amène une dépression nerveuse ; il en est ainsi de la puberté. Dans ces conditions toute fatigue, tout surmenage physique et intellectuel conduit à la *neurasthénie.*

Le surmenage cérébral en est la cause la plus fréquente, l'âge scolaire coïncidant avec l'âge de la puberté.

Or, tandis que l'organisme réclame toutes ses forces pour l'accroissement physique, on en détient une trop grande quantité pour des efforts intellectuels.

D'ailleurs, on peut dire que le quart des maladies de jeunes filles sont dues à une mauvaise hygiène.

Voudriez-vous nous indiquer les grandes lignes d'une bonne hygiène à suivre à cet âge ?

Je vous indiquerai les principales règles de l'hygiène à observer à cet âge ; quant à leur application pratique on en adaptera les détails au tempérament, à la constitution individuelle.

L'hygiène de cet âge comprend :

1° *L'hydrothérapie* quotidienne (*tub* ou *drap mouillé* tous les matins) ;

2° *L'exercice modéré en plein air*, comprenant soit promenades quotidiennes, soit jeux en plein air (croquet, lawn-tennis, jeu de paume, volant, patinage, natation), — soit des exercices déterminés de gymnastique suédoise.

Il est très important que tous ces exercices ou jeux n'aboutissent jamais à la *fatigue*.

3° *La modération dans le travail cérébral :* repos entre les heures de travail. Se souvenir que la musique est aussi du travail cérébral et en tenir compte si l'on cherche à éviter le surmenage de l'esprit.

4° *L'alimentation* judicieusement choisie ; elle sera abondante pour suffire à l'entretien de l'organisme et aux frais de la croissance. Les repas seront pris aux heures régulières.

5° *Les vêtements* assez amples pour éviter toute gêne et constriction ; pas de corset avant seize ou dix-sept ans.

6° *Le sommeil* de durée suffisante (huit à neuf heures) ; lever et coucher aux heures régulières ; dormir dans des pièces bien aérées.

7° *Les soins de propreté générale :* usage du savon et de l'eau en abondance.

8° Le choix judicieux des *distractions intellec- tuelles.* Eviter tout ce qui pourrait exalter l'imagination d'une façon maladive, tel que mauvaises lectures, spectacles; pas de soirées dansantes ni bals à cet âge.

A propos de la puberté voudriez-vous nous dire quelques mots sur l'anémie si fréquente chez les jeunes filles ?

L'anémie, appelée *chlorose,* est aussi fréquente chez les jeunes filles avant qu'après la puberté. Cette affection est en relation étroite avec la neurasthénie. Elle est caractérisée par une altération dans la composition du sang et par des troubles nerveux. On la guérit par le repos, le soleil, l'air, le fer joint à une alimentation appropriée.

A quelles causes attribuer les déformations thoraciques qu'on voit se produire chez les jeunes filles vers l'âge de la puberté ?

Quant aux *déformations thoraciques,* ce sont d'une part des effets lointains d'une maladie de la première enfance, du rachitisme, d'autre part des effets indirects de la neurasthénie portant son action sur le système musculaire.

En effet, c'est la *fatigue musculaire* qui entraîne les enfants et jeunes filles aux attitudes vicieuses. Celles-ci finissent par devenir habituelles et favorisent ainsi la constitution des déformations définitives. Les déformations thoraciques ayant une influence fâcheuse sur la conformation normale du bassin, elles offrent une certaine gravité chez les femmes, futures mères. On réagira à temps par des exercices de gymnastique suédoise et par le traitement de la neurasthénie.

Êtes-vous d'avis qu'il faille éclairer une fillette de douze, treize ans sur l'existence de la menstruation ?

Il est préférable de l'avertir, surtout si vers cette époque elle doit se trouver hors de la surveillance maternelle, en pension.

On préviendra ainsi des imprudences de la part de la fillette qui, ignorante, ne ferait attention à aucun des symptômes précurseurs des premières règles, ou serait effrayée à la vue du sang. On l'éclairera également sur les précautions à prendre pendant la série de jours que dure l'écoulement sanguin.

Il serait bon de lui enseigner en même temps l'utilité de la propreté de la région vulvaire et de lui faire prendre l'habitude des lavages extérieurs, quotidiens, de cette région.

6° Ménopause.

Quant à la ménopause, s'établit-elle rapidement ?
Pas plus que l'instauration menstruelle, elle ne s'établit d'emblée. La durée de cette époque, depuis les premières irrégularités des règles jusqu'à leur cessation définitive, comprend une période de deux à cinq ans environ.

Les règles deviennent de plus en plus espacées ; quant à leur abondance, elle est très variable ; exceptionnellement elles sont plus rapprochées, avec écoulement hémorragique.

Est-ce à juste titre que tant de femmes craignent l'époque de la ménopause ?

En conditions normales l'époque de la ménopause n'est pas plus à craindre que la puberté.

Mais les troubles et malaises qni accompagnent cette époque ne sont-ils pas réels ?

Les divers malaises qu'éprouve la femme sont réels, mais ils ne sont ni habituels ni toujours graves. Ce sont en sorte des défaillances passagères dans les efforts de la nature à maintenir l'équilibre dans les fonctions de tous les organes, malgré les modifications qu'imprime à l'organisme entier la suppression de l'activité physiologique du système génital.

Ces modifications sont assez importantes pour amener, comme tout grand acte de la vie, un état de dépression nerveuse passagère qui n'est autre que de la neurasthénie.

Pourriez-vous nous indiquer les divers troubles et malaises qu'on observe chez la femme à l'époque de la ménopause ?

Les troubles de la ménopause sont des troubles de *neurasthénie*, à manifestations multiples et variables d'un sujet à l'autre.

Plus une femme est nerveuse, plus ces troubles sont prononcés.

Les troubles généraux consistent en troubles nerveux et surtout en phénomènes de congestion, dont les effets diffèrent selon les organes atteints.

Ces effets se traduisent par :

des vapeurs ou bouffées de chaleur et rougeur vers la tête, — des vertiges, — des migraines, — des

2.

névralgies, — des crises d'asthme nerveux, — des crises d'angoisse précordiale et de palpitations, — des crises de sueurs, — des crises de polyurie, — des crises de diarrhées séreuses, — des crises de salivation, — des troubles de l'appétit, — du ballonnement du ventre, — de la constipation opiniâtre, — des bourdonnements d'oreilles, — des éblouissements, — des troubles passagers de la vision.

A tous ces troubles peuvent se joindre d'autres, dépendant de l'état constitutionnel ou des suites d'affections antérieures, réveillées sous l'influence de l'état neurasthénique.

N'y a-t-il point des phénomènes particuliers du côté du système génital? n'y a-t-il point d'hémorragies à craindre ?

Du côté du bas-ventre les femmes éprouvent des sensations de pesanteur ; elles ont d'autres fois des pertes blanches.

Aux moments correspondant aux règles absentes, des *hémorragies supplémentaires* peuvent se produire, c'est-à-dire des hémorragies provenant d'une autre région du corps : épistaxis (saignement de nez), hémoptysie (crachement de sang), hématémèse (vomissement de sang venant de l'estomac), enfin des flux hémorroïdaires. On ne fera point de traitement énergique de toutes ces hémorragies, si elles restent modérées, de même qu'on respectera les diarrhées séreuses citées précédemment.

D'autres fois les règles réapparaissent. Si elles reviennent sous forme d'hémorragies inquiétantes, il faut en confier le soin à un médecin expérimenté.

Ces métrorragies sont-elles fréquentes et habituelles au cours de la ménopause ?

Tout dépend de l'état du système génital de la femme avant la ménopause. Les hémorragies sont rarement le simple fait de la ménopause ; elles sont habituellement le symptôme d'une affection génitale préexistante ou concomitante. Ce sont des accidents qui peuvent avoir lieu à tout âge de la femme et dont nous parlerons ultérieurement.

Et l'embonpoint qui gagne tant de femmes au retour d'âge, comment l'éviter ?

Cet embonpoint est un signe de nutrition ralentie, il dépend de la neurasthénie. Un régime sobre peut être utile, à condition qu'on évite l'insuffisance de nourriture qui pourrait augmenter la dépression nerveuse.

Quelles sont les modifications qui, après la cessation des règles, se produisent du côté du système génital ?

Après la ménopause, les organes qui constituent le système génital s'atrophient progressivement : l'utérus diminue de volume, le vagin se rétrécit surtout dans sa partie profonde ; les seins se flétrissent.

La transition à la période asexuée de sa vie se trouve alors accomplie pour la femme.

Quel traitement opposer aux divers troubles de la ménopause dont vous avez parlé ?

Le traitement de la *neurasthénie* peut seul avoir raison des troubles que la femme présente à la ménopause.

S'il y a lieu, on traitera l'affection utérine concomitante.

N'y a-t-il point des règles spéciales d'hygiène auxquelles on ferait bien de se conformer à cet âge de la vie ?

Je ne peux indiquer ici que des règles générales, dont les détails devront nécessairement varier avec chaque cas particulier. Il faut :

1° Surveiller le bon fonctionnement du tube digestif ; faire choix d'une alimentation appropriée à l'état individuel. Ne point abuser des jouissances gastronomiques, auxquelles on est trop enclin à cet âge. User des boissons aromatiques abondantes autres que le thé et le café. Combattre soigneusement toute tendance à la constipation.

2° Continuer l'hydrothérapie dont on avait pris l'habitude ; insister sur les soins de propreté de la peau.

3° Le sommeil sera de durée suffisante ; les lits pas trop mous, car ils favorisent les congestions viscérales.

4° Eviter le froid, surtout le froid humide.

5° Faire de l'exercice musculaire modéré en plein air ; des promenades à pied, mais sans se fatiguer. Éviter en général toute fatigue, tout surmenage physique.

6° Veiller à l'équilibre de l'état psychique. Se créer une vie de bonheur tranquille, point de passions, mais de bonnes relations de famille et d'amitié, vie en société sympathique. Distractions non fatigantes : lecture, musique, voyages, repos à la campagne, vie au grand air.

7° Variations de la menstruation.

Vous avez précédemment parlé des grandes varia-

tions que peuvent présenter les règles, mais ces variations n'arrivent-elles pas dans certains cas à constituer de véritables maladies ?

C'est exact. Les règles peuvent devenir maladives ; par *manque,* par *excès,* ou par *perversion.* Chacun de ces types maladifs a reçu un nom scientifique.

L'expression d'*aménorrée* s'applique au *manque.*

L'expression de *ménorragie* s'applique à l'*excès.*

L'expression de *dysménorrée* s'applique à la *perversion.*

Aménorrée, ménorragie et *dysménorrée,* telles sont donc les trois maladies que peut présenter la menstruation.

8° Aménorrée.

Qu'entend-on par aménorrée ?

L'aménorrée est la suspension définitive ou temporaire des règles.

Tantôt cette suppression est complète, c'est-à-dire qu'au moment des règles aucun phénomène spécial ne se produit. — Dans d'autres cas elle est incomplète, par exemple, il s'écoule, au lieu de sang, un liquide clair, constituant ce qu'on appelle les *règles blanches.*

Enfin, dans certains cas, le sang, au lieu de s'écouler par le système génital, s'échappe par un autre organe ; c'est ainsi qu'on observe, à la place des règles, des crachements ou des vomissements de sang, des saignements de nez, ou enfin le sang s'échappe par un point quelconque du corps ; ces hémorragies supplémentaires s'appellent *règles déviées* ou *supplémentaires.* Elles sont relativement très rares.

Quelles sont les causes de l'aménorrée ?

Les causes susceptibles de suspendre les règles, momentanément ou d'une façon durable, sont trop nombreuses pour être ici exposées d'une façon complète ; qu'il nous suffise d'en donner un simple aperçu.

Je ne parlerai pas de la grossesse qui est une cause normale d'aménorrée, de même que l'allaitement.

Ces causes peuvent être rangées en cinq catégories :

1° *Causes génitales.* — Tout obstacle à l'écoulement du sang, c'est-à-dire l'oblitération du canal par lequel le sang s'échappe, amène la suppression des règles ; mais il n'y a en pareil cas aménorrée qu'en apparence, car le sang, au lieu de s'échapper au dehors, s'accumule à l'intérieur, formant *un dépôt*. En dehors de ces obstacles, toutes les maladies qui atrophient les ovaires et l'utérus diminuent ou suppriment les règles. — A la puberté et au retour d'âge, il se produit aussi des périodes d'aménorrée plus ou moins longues, et qui sont en quelque sorte la transition de l'état amenstruel à l'état menstruel, ou réciproquement (aménorrée crépusculaire)[1].

2° *Causes organiques non génitales.* — Toute maladie sérieuse de l'organisme, en dehors du système génital, est susceptible de produire l'aménorrée, quand elle trouble assez profondément la santé, telles les maladies sérieuses du rein, du poumon, etc. — En d'autres termes les règles ne se produisent que lorsque la santé est suffisamment bonne pour que le fonctionnement de tout le corps se fasse bien.

3° *Causes nerveuses.* — Le système nerveux est le

---

[1] Parce qu'elles surviennent aux crépuscules de la vie génitale.

grand régulateur de toutes les fonctions du corps : quand il est sérieusement atteint, ces fonctions se font mal, et la menstruation peut être intéressée comme les autres ; d'où l'aménorrée. C'est par le même mécanisme que les émotions vives (crainte, peur, colère, etc.) peuvent produire une cessation plus ou moins prolongée des règles.

4° *Causes extérieures.* — L'impression vive de froid ou de chaleur, soit sur tout le corps, soit sur une région limitée, peut arrêter les règles.

La vie trop enfermée, dans les couvents, peut également produire l'aménorrée (aménorrée claustrale).

Certains médicaments arrêtent les règles : tels l'opium, la morphine, l'ergot de seigle (aménorrée médicamenteuse).

De même chez certaines femmes les excès sexuels (aménorrée de la lune de miel).

5° *Causes introuvables.* — Enfin il est des cas où l'aménorrée existe sans qu'il soit possible d'en déterminer la cause, malgré les recherches les plus attentives (aménorrée essentielle ou idiopathique).

Est-ce qu'une femme aménorréique, ou autrement dit, qui n'a pas ses règles, peut devenir enceinte?

Cela dépend : tantôt oui, tantôt non.

En général, quand l'aménorrée n'est que passagère, la conception est néanmoins possible.

Avec les aménorrées prolongées, la conception est rare, exceptionnelle, cependant elle est à la rigueur encore possible.

M. Auvard a récemment observé une femme qui restait quelquefois un an sans avoir ses règles, et qui néanmoins devint enceinte à l'âge de quarante ans, — après vingt ans de mariage stérile, — et ce qu'il y a de particulier, c'est que, tout en étant enceinte, elle croyait à une suppression simple des règles, et elle arriva jusqu'au moment de l'accouchement sans se douter de sa grossesse.

L'aménorrée aura, en général, d'autant plus de chances de s'accompagner de stérilité qu'elle est plus complète, c'est-à-dire que l'époque menstruelle ne se traduit par aucun phénomène, aucun symptôme.

Quel est le traitement de l'aménorrée ?

Nombre de femmes, considérant la suppression des règles comme une maladie, vont consulter le médecin, demandant un traitement pour ramener la menstruation absente.

C'est là une erreur : la suppression des règles ne constitue pas une maladie, mais ce qui constitue l'état maladif, c'est la cause même de cette suppression.

Aussi le traitement en pareil cas ne devra-t-il pas être dirigé contre l'aménorrée même, mais contre la cause de cette aménorrée, qu'on aura su déterminer par un examen attentif.

Si les règles ne se produisent pas, c'est qu'elles ne doivent pas avoir lieu, et les provoquer quand même, par des moyens factices, est une mauvaise chose, contraire aux principes d'une sage thérapeutique.

Soignez la cause de l'aménorrée, et attendez patiemment que les règles reviennent ; leur réapparition sera d'un bon augure, car elle indiquera l'heureuse influence du traitement.

Mais pour que le retour des règles ait cette signification favorable, il faut qu'il soit spontané et non provoqué par des moyens artificiels ; sinon il est sans valeur.

9° Ménorragie.

Le second trouble possible des règles est l'hémorragie ; à quoi le reconnaît-on ?

L'hémorragie des règles s'appelle *ménorragie,* tandis que *métrorragie* est l'hémorragie qui peut se produire à n'importe quel moment, aussi bien en dehors des règles que pendant leur cours.

On dit qu'il y a ménorragie quand, pendant les règles, l'écoulement de sang est assez abondant pour troubler la santé.

Ce critérium, qui permet de reconnaître l'hémorragie des règles, manque peut-être de précision, mais il n'en existe pas de meilleur, ni de plus précis ; force est donc de s'en contenter.

Quant au trouble de la santé, c'est l'affaiblissement même qui résulte de la déperdition du sang.

Quelles sont les causes de l'hémorragie des règles ?

Comme pour l'aménorrée, cinq ordres de causes, dont nous nous contenterons de dire quelques mots :

1° *Causes génitales.* — La plupart des maladies inflammatoires des ovaires, des trompes, de l'utérus, de même que les tumeurs de ces organes, sont susceptibles d'amener des ménorragies ; on voit donc par là combien ces hémorragies peuvent être fréquentes.

2° *Causes organiques non génitales.* — De même que certaines maladies éloignées du système génital peuvent produire l'aménorrée, de même il en est d'autres qui causent des ménorragies ; telles sont la plupart des maladies de cœur, la fièvre éruptive, rougeole, variole, la fièvre typhoïde, etc.

3° *Causes nerveuses*. — Tout ce que nous avons dit au sujet de l'aménorrée s'applique aussi aux ménorragies. En somme les mêmes causes produisent tantôt l'aménorrée, tantôt la ménorragie, c'est-à-dire deux effets absolument opposés, de même par exemple que la même émotion fait pâlir certaines personnes et rougir d'autres.

En fait d'action nerveuse, l'effet produit dépend du tempérament même du sujet, beaucoup plus que de la cause elle-même. Il y a même plus, la même cause chez le même sujet peut, dans des circonstances différentes, produire des effets différents. Il ne faut jamais oublier cette variabilité, toutes les fois qu'il est question du système nerveux.

4° *Causes extérieures.* — Toute cause susceptible de gêner la circulation, tels les vêtements trop serrés, — ou de congestionner le système génital, tel l'abus des plaisirs sexuels, — peut causer des hémorragies pendant les règles. L'abus de relations conjugales, de même que les influences nerveuses, sont donc susceptibles de produire des effets contraires : tantôt l'aménorrée, tantôt la ménorragie ; tout dépend de la susceptibilité de chaque femme et des circonstances coïncidentes.

5° *Causes introuvables*. — Nous ignorons pourquoi certaines femmes ont des ménorragies. En science, et surtout en médecine, il est dans chaque question un point qu'il est impossible au savant d'élucider, et qui peut-être restera toujours inconnu (ménorragie essentielle ou idiopathique).

Comment se traitent les hémorragies ?

On a deux moyens d'agir sur l'hémorragie génitale :

L'un, *direct*, en opposant une barrière au sang ;

L'autre, *indirect*, par l'administration des médicaments.

Le moyen direct consiste à pratiquer le *tamponnement*. Tamponner, c'est boucher le vagin avec du coton ou une bande de gaze ; ce bouchon arrête le sang. Quand on l'enlève au bout de douze heures ou vingt-quatre heures, le sang sera coagulé au niveau des orifices qui saignaient, et ce caillot empêchera la reproduction de l'hémorragie.

Quant aux médicaments susceptibles de diminuer ou d'arrêter l'hémorragie, ce sont tous ceux qui font contracter, ou qui resserrent l'utérus, tels l'*ergot de seigle*, l'*hamamelis virginica*, l'*hydrastis canadensis*, l'*eau de Léchelle*, composée par le mélange de plusieurs plantes.

Parmi ces divers médicaments c'est l'ergot de seigle, ou ses dérivés, qui semble avoir l'action la plus énergique pour arrêter le sang.

Il ne faut pas se contenter d'arrêter l'hémorragie, mais il faut en outre combattre, par un traitement approprié, la cause qui l'a produite.

10° Dysménorrée.

Qu'est-ce que la dysménorrée ?

Le mot lui-même, par son étymologie, signifie *menstruation difficile*.

On désigne sous cette dénomination toutes les *règles douloureuses*.

Règles *difficiles* ou *douloureuses* sont donc ici synonymes.

A l'état normal les règles doivent être tout à fait indolores ; aussitôt que la douleur existe pendant les règles, l'état devient anormal.

Quelle est la cause de la douleur pendant les règles ?

La douleur est produite par la contraction de l'utérus, qui, indolore à l'état normal, devient plus ou moins pénible quand l'état est anormal.

Cette *contraction douloureuse* constitue une *colique*.

La *douleur de la menstruation* consiste donc en *coliques utérines*.

Qu'est-ce qui amène la production de ces coliques utérines ?

Il y a deux ordres de causes :

Tantôt une très grande impressionnabilité du système nerveux.

Tantôt une maladie de l'utérus ou de son voisinage.

L'existence de ces deux ordres de causes permet d'établir deux catégories de dysménorrée :

la génitale ;

la nerveuse ;

— distinction des plus importantes au point de vue du traitement, car, suivant la variété à laquelle on a affaire, les moyens thérapeutiques diffèrent essentiellement.

Avant d'arriver à la question du traitement nous désirerions être renseignés sur la dysménorrée membraneuse, dont il est si souvent question, et dont vous n'avez pas encore parlé jusqu'ici ?

On désigne sous ce nom les cas dans lesquels on trouve dans le sang des règles des débris de membranes, plus ou moins volumineux.

Ces débris ne sont autres que les fragments de la

muqueuse qui tapisse l'intérieur de l'utérus, comme le papier tapisse les murs d'une chambre.

On les rencontre très souvent dans les cas de règles douloureuses, mais on peut également les constater alors que les règles sont indolores ; ce ne sont donc pas ces membranes qui sont la cause des douleurs.

Ces membranes indiquent simplement que la muqueuse utérine est malade, autrement dit, qu'il y a de l'endométrite, et cette endométrite est une cause fréquente de dysménorrée.

La valeur de ces fausses membranes se réduit donc à cela, et il n'y a pas lieu de faire de leur présence une catégorie à part de *dysménorrée dite pseudo-membraneuse,* ainsi que l'ont fait certains gynécologues.

Comment instituez-vous le traitement de la dysménorrée ?

Deux classes étiologiques existent, avons-nous dit :

l'une nerveuse ;

l'autre génitale.

Dans le premier cas, c'est le système nerveux qui est en cause, dans le second, c'est le système génital.

Soignons donc le système nerveux dans le premier cas, et le système génital dans le second. Enfin soignons à la fois les deux systèmes : nerveux et génital, dans les cas *mixtes,* où les deux éléments seront réunis, où il y a association des deux états pathologiques.

Comment soignez-vous le système nerveux ?

Je le soigne surtout par l'hydrothérapie :

soit les douches froides;

soit les douches chaudes;

soit les douches mixtes dites écossaises, chaudes puis froides;

soit par les lotions également froides, chaudes ou mixtes, faites à domicile;

soit par l'usage du drap mouillé.

Une hygiène bien comprise, vie au grand air, exercices modérés et réguliers :

Dans certains cas un des sports : bicyclette, équitation, marche.

Électricité et massage;

Toniques et reconstituants;

Eaux minérales, ou station d'altitude.

Tels sont les nombreux moyens qu'on possède pour agir sur le système nerveux.

Quel traitement instituez-vous pour le système génital?

Il faut commencer par établir le diagnostic bien précis de la maladie du système génital qu'on doit incriminer : qu'il s'agisse d'une inflammation, d'une déviation, d'une tumeur ou de tout autre état pathologique.

Ceci fait, on applique à la maladie diagnostiquée un traitement approprié, traitement qui n'est pas modifié par l'existence de la dysménorrée.

On trouvera donc les détails de la thérapeutique de chaque maladie génitale au chapitre qui lui est consacré, dans la *sixième partie* de ce livre.

D'une façon générale, la maternité modifie-t-elle heureusement la dysménorrée ? Et peut-on con-

seiller aux dysménorréiques la grossesse comme pouvant changer en bien leur état maladif ?

La dysménorrée est souvent attribuée à l'étroitesse du canal utérin, et en effet la dilatation de l'utérus amène en général une atténuation dans les douleurs des règles.

Or la grossesse, et surtout l'accouchement, produisant une dilatation considérable de tout le canal utérin, en principe, devraient avoir une action des plus heureuses sur la dysménorrée.

En réalité, l'observation confirme ces prévisions et, le plus souvent, à la suite de la maternité on voit la dysménorrée notablement améliorée pendant un temps variable.

Mais souvent aussi, après un certain temps d'amélioration, on voit les phénomènes douloureux se reproduire tels qu'ils étaient auparavant.

Le pronostic dépend en pareil cas des modifications que subit la cause même de la dysménorrée.

S'il s'agit de phénomènes nerveux, ils sont souvent calmés ou atténués par la maternité.

Est-il question d'une maladie génitale, la puerpéralité l'atténue ou la modifie momentanément.

Puis, si la cause redevient ce qu'elle était avant la grossesse, la dysménorrée se reproduit avec les mêmes caractères qu'avant.

En résumé, on ne peut rien conclure de positif et de constant à propos de l'influence de la puerpéralité sur la dysménorrée.

Et faire entrevoir à une dysménorréique la possibilité de guérir en devenant enceinte, c'est la leurrer d'un espoir qui, la plupart du temps, ne sera pas réalisé...

Au lieu de lui conseiller la maternité, il serait bien

plus sage, à cet égard, de la soumettre à un traitement rationnel. C'est la conduite que devra tenir tout médecin sérieux, au lieu de perdre son temps à des promesses chimériques.

DEUXIÈME PARTIE

FÉCONDATION ET STÉRILITÉ

FÉCONDATION ET STÉRILITÉ

SOMMAIRE

FÉCONDATION ET STÉRILITÉ

1° Fécondation.

Les phénomènes de la fécondation doivent être terriblement compliqués, et il faut vraisemblablement avoir fait des études spéciales pour arriver à les comprendre ?

C'est une erreur, la nature ne fait rien de compliqué ; toute la question est de savoir observer et d'avoir des instruments assez délicats pour cette observation.

Alors vous pouvez nous faire comprendre ce qu'est la fécondation ; nous le désirons vivement, car cette question est des plus intéréssantes ?

Je le crois ; suivez ma démonstration.

Pour comprendre le phénomène de la fécondation, il faut connaître :

1° Le système génital féminin ;

2° Le spermatozoïde et l'ovule.

2° Spermatozoïde.

Le système génital féminin, nous le connaissons, vous l'avez expliqué précédemment ; ce sont les ovaires, les trompes, l'utérus, le vagin et la vulve dont l'ensemble constitue le système.

Mais nous ignorons ce qu'on entend exactement par spermatozoïde et ovule ?

Le *spermatozoïde,* ou *cellule mâle,* est une cellule de forme spéciale, qui est sécrétée par les organes de l'homme, c'est-à-dire par les testicules, qui sont chez lui les analogues de l'ovaire chez la femme.

Cette cellule se compose, comme l'indique la figure 5 (9), d'une *tête,* d'un *segment intermédiaire* et d'une *queue.*

La figure le représente très grand, mais en réalité il est extrêmement petit et ne mesure que 10 millièmes de millimètre (non compris la queue). C'est-à-dire qu'il ne peut être vu qu'au microscope, et à de très forts grossissements, — c'est la raison pour laquelle il n'est pas connu depuis longtemps.

Il est doué de mouvements très vifs, et nage dans le *sperme,* — qui est le liquide fourni par l'homme au moment de l'union sexuelle, — comme de petites larves de grenouille, dont il rappelle la forme, nagent dans l'eau.

Quand on place une goutte de sperme sous le microscope, on en aperçoit des milliers qui circulent dans tous les sens. Leurs mouvements ne durent qu'un certain temps, puis ils s'affaiblissent et cessent complètement.

Ces mouvements avaient fait croire autrefois que ces spermatozoïdes étaient de petits animaux, mais on est d'accord aujoud'hui pour les considérer simplement comme des cellules douées de mouvement.

3° Ovule.

Bien, nous comprenons ce qu'est le spermatozoïde, expliquez-nous maintenant l'ovule ?

L'*ovule,* ou *cellule femelle,* est une cellule de forme

ordinaire, se composant comme l'indique la figure 4 :

d'une membrane vitelline (enveloppe);

d'un vitellus (corps);

d'une vésicule germinative (noyau) ;

d'une tache germinative (nucléole).

Comme le spermatozoïde, elle est de dimensions très

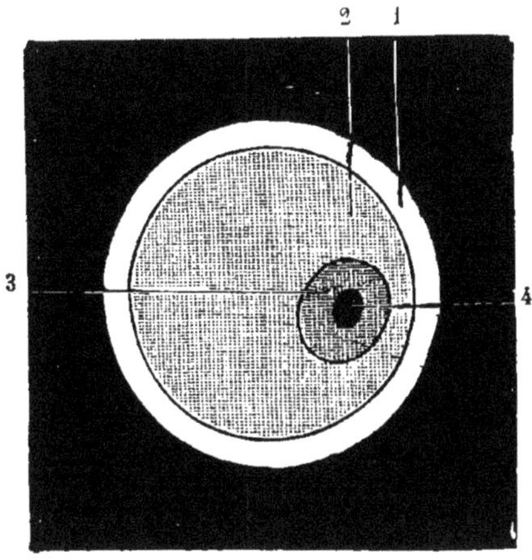

Fig. 4. — Ovule.

1, membrane vitelline. — 2, vitellus. — 3, vésicule germinative.
4, tache germinative.

petites et ne mesure que 10 à 20 millièmes de millimètre ; il faut également de forts grossissements du microscope pour l'apercevoir.

L'ovule est sécrété par l'ovaire, de même que le spermatozoïde par le testicule.

Il y a un ou deux ovules pondus par les ovaires à chaque période des règles, ainsi que nous l'avons dit en étudiant la menstruation.

Le spermatozoïde et l'ovule nous sont maintenant connus, mais on ne voit pas, au milieu de vos expli-

*cations, poindre la moindre question de féconda-
tion ?*

Attendez, nous y arrivons.

L'*ovule* ou *cellule femelle,* fournie par l'ovaire au
moment des règles, et le *spermatozoïde* ou *cellule
mâle,* fourni par le testicule et déposé à l'entrée de
la matrice au moment de l'union sexuelle, vont se
rencontrer dans l'appareil génital de la femme.

Ils vont se rencontrer, se fusionner, et de cette
fusion va résulter la formation de l'embryon.

*Alors la fécondation résulte de cette fusion, de
ce mariage cellulaire, opéré dans la profondeur du
système génital. Et à propos, où doit se faire cette
rencontre des deux cellules?*

Mariage cellulaire indique d'une façon exacte ce

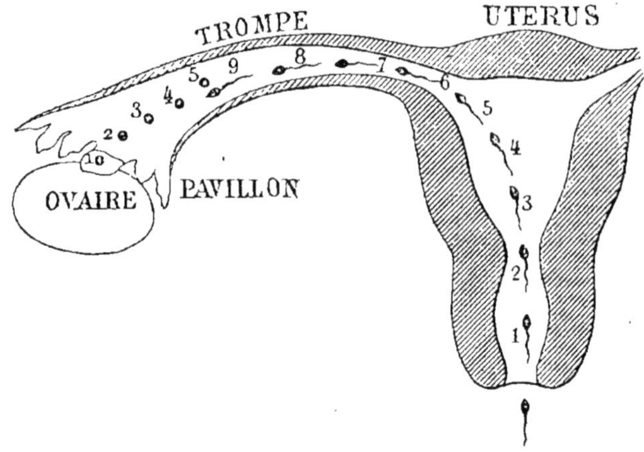

Fig. 5. — Fécondation. Rencontre de l'ovule et du spermatozoïde
dans le canal de la trompe.

1, 2, 3, 4. 5, = ovule ; 1, 2, 3, 4, 5, 6, 7, 8, 9, = spermatozoïde.

qui se passe dans le phénomène de la fécondation,
avec cette différence toutefois que dans le mariage

chaque conjoint conserve son individualité propre, tandis qu'ici il y a fusion complète de deux cellules qui n'arrivent plus qu'à en faire une seule, la *cellule fécondée*.

Quant à la rencontre, elle s'opère, comme l'indique la figure 5, dans le canal de la trompe.

L'ovule quitte l'ovaire, et va successivement en 1, 2, 3, 4, 5 ; le spermatozoïde progresse en sens contraire et part de l'orifice de l'utérus, monte successivement en 1, 2, 3, 4, 5, 6, 7, 8, 9.

Puis il rencontre l'ovule, et la fusion, c'est-à-dire la *fécondation*, a lieu.

Mais n'y a-t-il qu'un spermatozoïde qui opère ainsi l'ascension du système génital ? — son existence doit être bien fragile pour assurer la fécondation ?

Non, je n'ai figuré qu'un spermatozoïde et je n'ai parlé que d'un pour simplifier la description, mais en réalité il y a des milliers de spermatozoïdes, une véritable armée de cellules mâles qui accomplissent cette ascension à la rencontre de l'ovule.

Toutefois un *seul* des spermatozoïdes arrive à ses fins, et tous les autres succombent, inutiles.

En d'autres termes, il y a beaucoup d'appelés, mais un seul élu.

En est-il de même pour l'ovule, y en a-t-il un grand nombre partant de l'ovaire, mais un seul subissant la fécondation ?

Non, ce qui est vrai pour les spermatozoïdes ne l'est pas pour l'ovule.

Il n'y a qu'*un* ovule, et des milliers de spermatozoïdes.

L'ovule a peu de chances de destruction. C'est pour cela qu'un seul suffit, alors qu'un grand nombre de spermatozoïdes sont par contre nécessaires pour assurer la fécondation.

N'arrive-t-il pas qu'il y ait à la fois deux ou plusieurs ovules ?

Oui, cela arrive, mais à titre d'exception, il peut y en avoir 2, 3, 4, 5, et lorsque ces divers ovules

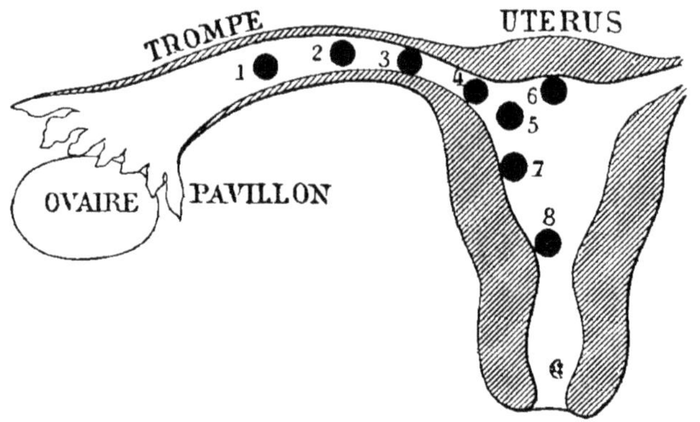

Fig. 6. — Progression de l'ovule fécondé.

sont fécondés, c'est-à-dire rencontrent le spermatozoïde qui doit les pénétrer, il en résulte des grossesses multiples, c'est-à-dire de deux, trois, quatre, jusqu'à cinq enfants, se développant simultanément.

Quand l'ovule est fécondé que devient-il ?

Il continue, ainsi que l'indique la figure 6, à progresser dans la direction de l'utérus, allant successivement en 1, 2, 3, 4.

Puis quand il arrive dans la cavité utérine, il se fixe soit au fond, en 6; soit sur le côté, en 7 ; soit en bas, en 8.

Il se greffe sur la paroi utérine, et là, dans cette nouvelle résidence, il va se développer pendant neuf mois, ces neuf mois constituant ce qu'on désigne sous le nom de *grossesse*.

La *grossesse* n'est donc autre chose que les neuf mois de développement de l'ovule fécondé dans l'intérieur de la cavité utérine.

Ne peut-il pas arriver que l'ovule fécondé, au lieu de se fixer dans l'utérus, ne le fasse dans son trajet sur la paroi de la trompe ?

Oui, cela peut arriver, bien que très exceptionnellement.

Il en résulte une grossesse spéciale, à laquelle on donne le nom de *grossesse extra-utérine* ou encore *grossesse tubaire* (tubaire voulant dire trompe), alors que la grossesse normale est la grossesse utérine.

Dans ce cas d'erreur de la nature, la grossesse ne peut suivre son cours normal, et alors il se produit des hémorragies qui empêchent l'embryon de se développer, ou le chirurgien doit faire une opération pour enlever l'enfant qui s'est développé dans un siège anormal.

Mais c'est là, je le répète, un cas anormal qui est relativement très rare.

Que devient la cellule fécondée une fois fixée dans l'intérieur de l'utérus ?

Elle subit des transformations assez compliquées de manière à constituer l'enfant, le placenta, les enveloppes qui l'entourent, en un mot l'*œuf humain*.

Nous reparlerons de ces transformations à propos de la *grossesse*, que nous étudierons un peu plus loin, sans toutefois entrer dans les détails de ces transformations, qui sont des plus difficiles à comprendre, et auxquels des savants seuls peuvent être initiés.

Nombre d'accoucheurs eux-mêmes, très expérimentés dans leur art, n'en connaissent pas toujours tous les détails, outre que la science n'a pas encore élucidé tous les points de cette question très difficile et compliquée.

4° Rôle de chaque organe génital.

Si nous avons bien compris ce que vous nous avez dit jusqu'à présent de chaque organe du système génital, il nous semble que chacun a un rôle bien défini dans la physiologie de la femme?

C'est parfaitement exact.

Voici ce rôle résumé :

L'*ovaire* est l'organe de l'*ovulation ;*

La *trompe* celui de la *fécondation ;*

L'*utérus* celui de la *grossesse ;*

Le *vagin* celui de l'*union sexuelle.*

La *vulve* seule ne paraît pas avoir de rôle spécial, autre que celui d'être la marque extérieure et facilement appréciable du sexe de l'individu.

5° Stérilité.

Maintenant que vous nous avez expliqué la fécondation, ne pourriez-vous nous dire comment il se fait que certaines femmes ne sont pas aptes à concevoir et pourquoi il y a tant de ménages qui restent stériles, tout en désirant très vivement d'avoir des enfants ?

Ce sont les causes de la stérilité que vous me

demandez là ; elles sont très nombreuses et peuvent dépendre soit de l'homme, soit de la femme.

Cette question d'ailleurs ne saurait intéresser que les ménages affligés de stérilité.

Non, la stérilité est maintenant si fréquente qu'il n'est guère de famille qui ne compte un couple infécond parmi les siens, de telle sorte que vous rendrez un véritable service en expliquant la cause de la stérilité, afin qu'on arrive, quand cela est possible, à la faire disparaître. Et d'abord la stérilité est-elle habituellement curable ?

Le plus souvent elle est curable; toutefois, il est des cas, autant du côté de l'homme que de la femme, qui sont au-dessus des ressources de l'art.

J'insisterai surtout ici sur les causes curables, afin que ceux qui sont privés d'enfants comprennent dans quelles circonstances ils auront chance de voir leurs vœux réalisés, en se confiant à la médecine.

Dans quel ordre exposerez-vous les diverses causes de stérilité ?

Ces causes se divisent, en général, en quatre chapitres :

Causes féminines;

Causes masculines;

Causes conjugales, cas dépendant de l'union sexuelle.

Causes vagues.

6° Causes féminines.

La femme sans doute doit être beaucoup plus souvent la cause de la stérilité que l'homme ?

Autrefois, en effet, on avait tendance à incriminer presque exclusivement la femme, mais l'étude plus approfondie de la question a démontré que le rôle de l'homme était, à cet égard, presque aussi important que celui de la femme.

Est-il possible, par l'examen isolé de la femme, d'affirmer si la cause de la stérilité réside ou non en elle ?

Oui, cela est possible quand il existe une cause très nette et indiscutable de stérilité, comme l'absence de l'utérus, par exemple. Mais, la plupart du temps, on sera en présence de causes discutables, de telle sorte que toute affirmation nette et catégorique sera impossible.

Aussi toutes les fois qu'une femme consulte en vue de la stérilité dont elle est affligée, le médecin devra demander à voir simultanément le mari.

Ce n'est qu'après avoir examiné très attentivement les deux conjoints, qu'il pourra conseiller et instituer un traitement rationnel, ayant des chances sérieuses de réussite.

Est-il indispensable que ce soit le même médecin, ainsi que vous paraissez le dire, qui examine simultanément le mari et la femme ?

Non, cette condition n'est pas nécessaire. Le mari peut très bien voir à cet effet son médecin habituel, ou, mieux encore, un spécialiste pour les organes génitaux masculins, dont la compétence sera moins discutable que celle de tout autre médecin.

Mais le médecin qui soigne la femme ne consentira à entreprendre un traitement que s'il sait que tout est normal du côté du mari.

A quoi bon, en effet, soigner une femme stérile, en vue de la conception, s'il existe une cause de stérilité du côté du mari; ce serait perdre son temps et leurrer la femme d'un espoir irréalisable !

Mais s'il existe du côté du mari une cause de stérilité, qu'on a tout lieu d'espérer de guérir par un traitément approprié, ne peut-on pas simultanément soigner la femme, si de son côté aussi il existe des conditions peu favorables à la conception ?

Tout ceci est une question de degré.

Si la cause constatée chez l'homme n'est que relative, et si surtout il consent à se soigner bien complètement, — ce qu'on a parfois une certaine peine à obtenir, la femme étant à cet égard beaucoup plus docile que l'homme, — on sera autorisé à soigner simultanément la femme.

Si, au contraire, les conditions sont telles chez l'homme, qu'il faut attendre le résultat du traitement pour savoir si son pouvoir fécondant sera rétabli, le médecin devra attendre ce résultat avant d'entreprendre de soigner la femme.

La conduite à tenir est donc liée à une question de degré et de mesure.

Les causes qui peuvent amener la stérilité chez la femme sont-elles nombreuses ?

Oui, très nombreuses.

En somme, toute maladie du système génital peut être une cause de stérilité.

N'arrive-t-il pas souvent cependant que des femmes malades du système génital deviennent enceintes et peuvent mener leur grossesse à terme normalement?

C'est exact. Aussi toutes les maladies du système génital doivent-elles être considérées non comme des *causes absolues*, mais seulement comme des *causes relatives* de stérilité.

Veuillez nous dire quelle différence vous établissez ici exactement entre la cause absolue et la cause relative de stérilité?

La *cause absolue* est celle qui met obstacle complet à la conception, quelles que soient les circonstances. .

La *cause relative*, au contraire, est celle qui, empêchant habituellement la fécondation, peut cependant la permettre dans certaines conditions.

Avec la cause absolue pas de grossesse possible, jamais. Avec la cause relative il y aura quelquefois conception.

Pouvez-vous nous donner un exemple de chacune de ces causes, afin d'en aider la compréhension?

C'est facile : comme cause absolue de stérilité je citerai l'*absence d'utérus*, l'*imperforation de l'hymen*.

Comme cause relative je signalerai, entre autres, la *métrite*, le *fibrome utérin*, la *plupart des maladies du système génital*.

Avec les causes absolues de stérilité la femme doit-elle abandonner tout espoir de maternité?

Cela dépend; il est de ces causes qui sont curables et d'autres au contraire qui ne le sont pas.

Avec les causes incurables, la femme doit faire son deuil de la maternité et en prendre son parti.

Avec les causes curables un traitement rationnel peut lui permettre de devenir mère.

Si les causes de la stérilité sont si nombreuses, vous en demander l'énumération même succincte serait peut-être beaucoup trop long, et cependant nous aimerions bien à connaître les plus importantes ?

En rangeant ces diverses maladies dans un certain nombre de groupes, de manière à ne pas me perdre dans les détails, je pourrai vous donner une idée des causes les plus importantes, de celles qui sont les plus intéressantes à connaître. Chemin faisant je vous dirai, parmi les diverses causes, celles qui sont absolues et celles qui ne sont que relatives, l'espoir qu'on peut avoir de réussir avec chacune d'elles, grâce à un traitement approprié.

Quel ordre suivrez-vous dans cet exposé ?

Je vous exposerai successivement : les *malformations*, les *troubles menstruels*, les *troubles inflammatoires*, les *troubles circulatoires*, les *troubles nerveux*, la *déviation utérine*, les *tumeurs*.

Avec chaque variété de cause je vous dirai le pronostic et le traitement.

Soit, voulez-vous donc commencer par nous expliquer quelles sont les malformations du système génital féminin qui exposent à la stérilité ?

Les *malformations* susceptibles d'atteindre le système génital de la femme sont nombreuses ; l'énumération suivante en donnera une idée : bifidités, hermaphrodisme, abouchements anormaux, imperforations, états rudimentaires, anneaux et brides, fistules, insuffisance périnéale.

*Comment surviennent ces vices de conformation ?
Existent-ils à la naissance ?*

Les uns existent à la naissance et sont dits *congénitaux ;* les autres ne se produisent que plus tard, à la suite d'une maladie ou d'un traumatisme. On les désigne sous le nom d'*acquis,* opposé à l'expression *congénital.*

Cette distinction est-elle importante relativement au sujet qui nous occupe, la stérilité ?

Oui, car les vices de conformation congénitaux sont d'une façon générale moins susceptibles de guérison, relativement à la stérilité, que les acquis.

D'autre part, les acquis pouvant survenir à la suite d'accouchements, ne priveront pas la femme des plaisirs de la maternité, puisqu'ils se développent après elle.

Parmi ces huit variétés de malformations que vous venez d'énumérer, toutes peuvent-elles être une cause de stérilité ?

Suivant la variété de malformation, suivant son degré, — tantôt la conception sera possible, tantôt impossible.

Et, quand la stérilité existe, tantôt elle sera définitive, alors que la chirurgie ne peut réparer le défaut existant, tantôt, dans le cas contraire, elle sera curable.

Lorsqu'il s'agit d'une bride, d'un anneau, d'une fistule, d'insuffisance périnéale, le plus souvent une opération pourra guérir la malformation et permettre ainsi la conception.

Mais quand il s'agit d'hermaphrodisme, d'absence d'un des organes, tels que l'utérus, ou de leur état rudimentaire très prononcé, rien à faire, la femme n'a pas les organes nécessaires à la reproduction, elle est une femme incomplète et peut donc faire son deuil de la maternité.

Mais nous croyions qu'hermaphrodite voulait dire un être qui, ayant les deux sexes réunis, pourrait procréer seul. Comment se fait-il qu'un être humain soit stérile quand il a ce vice de conformation ?

Hermaphrodite veut dire, en effet, soit pour les plantes, soit pour les animaux, l'être qui peut se reproduire tout seul, qui est à la fois le mâle et la femelle.

Mais l'hermaphrodisme réel, tel qu'il vient d'être défini, n'existe pas dans l'humanité, il n'y a chez elle qu'hermaphrodisme apparent. C'est-à-dire qu'un même individu peut avoir plus ou moins incomplets les organes génitaux de deux sexes ; mais ces organes génitaux fonctionnent mal, et ne peuvent fournir, de part et d'autre, les éléments nécessaires à la reproduction.

Non seulement l'hermaphrodite humain ne peut pas, à lui seul, engendrer un être, mais le plus souvent, aucun de ses deux sexes ne fonctionne bien, et ne peut servir à féconder un autre individu. Par conséquent, non seulement il n'est pas un hermaphrodite réel, mais le plus souvent il est complètement stérile ; c'est un monstre, et rien de plus.

Quand une femme, atteinte de malformation génitale, vient vous consulter pour savoir si elle est susceptible de devenir mère, pouvez-vous le plus habituellement répondre d'une façon catégorique, c'est-à-dire avez-vous les éléments d'un pronostic sûr ?

Parmi les malformations il est des cas faciles à apprécier, d'autres au contraire sujets au doute. Il serait trop long et fastidieux de faire ici la liste de ces deux variétés de cas.

Avec les premiers le pronostic est facile, avec les seconds, au contraire, embarrassant.

Le médecin saura se prononcer en conséquence, mais il n'oubliera pas que, pour certaines femmes, la stérilité obligatoire équivaut à un arrêt de mort, tellement le désir de maternité est vif chez elles.

Le médecin doit savoir guérir toutes les fois où cela est possible, mais il doit toujours savoir consoler, et ne jamais oublier qu'à côté de la maladie il y a le malade. La chose est plus vraie ici que partout ailleurs.

Après les malformations, vous avez mentionné comme cause possible de stérilité les troubles de la menstruation. Comment ces troubles peuvent-ils s'opposer à la conception ?

Ces troubles sont au nombre de trois : *aménorrée, métrorragie, dysménorrée.*

L'aménorrée, c'est-à-dire l'absence des règles, est tantôt complète, tantôt incomplète.

Quand elle est incomplète, la conception peut se produire alors que la menstruation a lieu ; par conséquent les chances de conception sont simplement moins nombreuses qu'à l'état normal.

Quand elle est complète, c'est-à-dire que les hémorragies périodiques ne se montrent pas du tout, la stérilité est la règle, d'autant plus que cette absence totale d'écoulements menstruels dépend le plus

souvent d'un vice de conformation du système génital.

*Est-il possible qu'une femme devienne enceinte
sans avoir ses règles ?*

Oui, c'est possible, et le fait s'observe assez souvent pendant l'allaitement. Une femme nourrit, ses
règles ne reviennent pas ; elle reprend sa vie conjugale, et bientôt ne tardent pas à apparaître tous les
signes d'une nouvelle grossesse.

Cette grossesse est survenue, sans que les règles
se soient montrées depuis le dernier accouchement ;
c'est bien nettement là la conception au cours de
l'aménorrée.

Comment expliquez-vous cette possibilité ?

Je l'explique par ce fait que l'ovulation, c'est-à-
dire la ponte de l'ovule par l'ovaire, a quelquefois
lieu sans que l'écoulement sanguin se produise.

Or, du moment où l'ovule existe libre dans le
système génital de la femme, et que les spermatozoïdes viennent le rejoindre, la grossesse se produit.

Voici l'explication du fait actuel.

*Les hémorragies génitales peuvent-elles aussi
entraver la conception ?*

Ce n'est pas l'hémorragie elle-même qui entravera
le plus ordinairement la conception, mais plutôt la
cause même de l'hémorragie.

Le médecin en pareil cas devra s'attacher à poser
nettement le diagnostic causal, et c'est cette cause
même dont il aura à apprécier l'influence possible
sur la stérilité.

Mais n'y a-t-il pas des cas où l'hémorragie existe sans qu'on puisse trouver la cause ? Que penser de ces cas au point de vue de la stérilité ?

Il faut penser que ces hémorragies, sans être favorables à la conception, ne peuvent cependant l'entraver d'une façon absolue, qu'elles constituent en un mot une cause très relative de stérilité.

Qu'y a-t-il lieu de faire dans ces derniers cas pour permettre la conception ?

Il y a lieu, comme en présence de tout état anormal, d'essayer de rétablir l'état physiologique, par conséquent ici de faire, par une thérapeutique appropriée, cesser la surabondance de ces écoulements sanguins.

Pour cela on fera usage, de l'*électricité*, du *massage*, de l'*hydrothérapie*, et, enfin, on administrera à l'intérieur les hémostatiques utérins, tels que l'*hamamelis virginica*, l'*hydrastis canadensis*, voire même l'*ergot de seigle*.

Et la dysménorrée peut-elle être une cause de stérilité ?

Cela dépend de la variété de la dysménorrée.

S'il s'agit de dysménorrée nerveuse, c'est-à-dire si les règles sont douloureuses, seulement parce que le sujet est nerveux, ce n'est pas là une cause de stérilité.

Si, au contraire, on est en présence d'une dysménorrée génitale, c'est-à-dire causée par une maladie du système génital, il y a là un motif de stérilité, non dans la dysménorrée même, mais dans la maladie causale.

Et si on veut remédier à la stérilité, c'est contre

cette maladie causale qu'il sera indiqué de diriger le traitement.

Après les troubles menstruels vous avez mentionné comme cause possible de stérilité les troubles inflammatoires du système génital. Qu'entendez-vous par là ?

J'entends l'*ovarite*, la *salpingite*, la *métrite*, la *vaginite*, la *vulvite*. Tous les mots terminés en « ite » indiquent en général l'inflammation d'un organe.

Il n'est pas de mot plus employé que celui d'inflammation, et le public qui en fait usage à tout instant croit le comprendre, mais il serait sensiblement embarrassé si on lui demandait de le définir.

Vous-même sauriez-vous le définir ?

Peut-être, en tout cas j'essaierai d'en donner une idée.

Par *inflammation* on entend un ensemble de transformations microscopiques qui se font dans l'épaisseur même d'un organe et qui ont pour but la destruction des microbes qui tendent à l'envahir.

Autrement dit, l'inflammation est la lutte de l'organe contre les microbes envahisseurs.

Donc pas d'inflammation sans microbes.

Or l'inflammation d'un organe génital peut-elle être une cause de stérilité ?

Oui et non ; cela dépend.

La *vulvite*, de même que la *vaginite*, deviennent une cause de stérilité, quand elles empêchent les relations conjugales.

En outre, la vaginite peut entraver la fécondation par la présence dans le vagin de pus qui tue les spermatozoïdes.

4.

La *métrite*, quand elle est *aiguë*, ne permet pas la fécondation ; *chronique*, elle peut ne pas l'entraver, bien qu'elle ait souvent cette fâcheuse influence, — mais quand la conception se produit, le plus souvent il y a fausse couche après quelques semaines.

La *salpingite*, ou inflammation de la trompe, rend la fécondation difficile, à la condition d'être double, car si un côté reste sain, il fonctionne normalement. Au point de vue de la stérilité, il faut distinguer :

la salpingite simple ;

la salpingite purulente ;

la salpingite avec occlusion.

Simple, c'est-à-dire avec écoulement muqueux, la fécondation reste possible, et elle n'est, en réalité, que peu entravée par cette inflammation de la trompe.

Purulente, la fécondation est impossible ou très rare, car le pus tue le spermatozoïde aussi bien que l'ovule, de telle sorte que les deux éléments qui doivent procréer le nouvel être sont détruits dès leur formation.

Avec occlusion. L'occlusion est un accident qui se produit souvent avec la salpingite ; quand, de telle sorte, le canal de la trompe est bouché, il en résulte ordinairement la formation de kystes dont nous reparlerons ailleurs. Au point de vue spécial qui nous intéresse ici, l'occlusion, empêchant la communication entre l'ovaire et l'utérus, entraîne forcément la stérilité, à la condition bien entendu que les deux trompes soient obturées. En pareil cas la stérilité est absolue et définitive ; il suffit d'un instant de réflexion pour le comprendre, pourvu qu'on veuille se rappeler le mécanisme de la fécondation.

L'*ovarite*, enfin, devient une cause de stérilité

quand elle empêche la formation de l'ovule, ou entrave l'ovulation. De même que la métrite elle n'est qu'une cause relative de stérilité, car on voit nombre de femmes atteintes et cependant devenir enceintes.

Si nous résumons tout ce qui vient d'être dit sur l'influence de l'inflammation génitale à l'égard de la stérilité, nous voyons que ces diverses inflammations ne sont toutes, sauf l'occlusion double des trompes, qu'une cause relative de stérilité.

Que faire en pareil cas pour permettre la conception ?

Il faut, par un traitement approprié, guérir l'inflammation coupable.

La plupart du temps la thérapeutique amène le résultat désiré.

Après quelques semaines de traitement l'organe malade sera guéri ou au moins très amélioré, et la femme, grâce à ce résultat, ne tardera pas à devenir enceinte.

Vous nous avez dit aussi que les troubles circulatoires du système génital pouvaient amener la stérilité, montrez-nous comment ces troubles peuvent avoir cette influence ?

Par trouble circulatoire on entend les métrorragies, dont il a déjà été question, et aussi les hémorragies qui se font dans l'intérieur et auxquelles on a donné le nom d'hématocèle, c'est-à-dire de tumeurs de sang.

Je ne parlerai pas des métrorragies dont il a été précédemment question et sur lesquelles il est inutile de revenir ici.

Quant aux hématocèles elles ne durent que quelques mois, après quoi elles disparaissent, de telle sorte que, si elles constituent une cause de stérilité, — ce qui est exact, — ce n'est qu'une cause momentanée et par là même sans importance ; aussi est-il inutile d'en parler davantage, et nous pouvons passer à l'ordre suivant de causes, c'est-à-dire aux troubles nerveux du système génital.

Nous croyions que des troubles simplement nerveux n'étaient pas capables d'entraver la fécondation, en serait-il autrement ?

Par troubles nerveux, on entend surtout les névralgies des organes génitaux.

Or, une simple névralgie ne saurait en effet entraver la fécondation.

Toutefois, quand ces névralgies sont excessivement tenaces et violentes, elles rendent les rapports sexuels rares et pénibles, et c'est cette rareté même qui peut devenir une cause de stérilité, mais cause, ainsi qu'on le voit, très relative.

Chez les neurasthéniques la conception est difficile, et quand elles conçoivent, les fausses couches sont fréquentes. Si donc les troubles nerveux des organes génitaux constituent une cause peu importante de stérilité, il n'en est pas de même des troubles nerveux *généraux*, de la fatigue nerveuse. Le Dr Auvard a observé plusieurs jeunes femmes neurasthéniques qui ne pouvaient avoir d'enfants ; elles n'en ont eu que lorsque le traitement de la neurasthénie eut donné des résultats favorables.

Avec les *déviations* dont il nous reste à parler, nous arrivons à un des chapitres les plus importants de la stérilité.

Quelles sont donc les déviations génitales susceptibles d'empêcher la fécondation ?

Ces déviations sont celles de l'utérus ; il existe bien des déplacements de l'ovaire et des trompes qui peuvent jouer un certain rôle dans la stérilité, mais ce rôle est encore mal connu et peut être négligé, tandis que celui des déviations utérines est au contraire prépondérant.

Est-ce qu'il existe beaucoup de déviations de l'utérus ?

A propos des maladies de la matrice je vous expliquerai ces diverses déviations, je ne veux ici vous entretenir que de ce qui touche la stérilité.

L'abaissement de l'utérus n'est pas une cause de stérilité, mais la version et la flexion sont par contre une source très fréquente d'infécondité.

Qu'entendez-vous par flexion et version de l'utérus ?

La *flexion* est la coudure de l'organe sur lui-même, tandis que la *version* est le renversement de tout l'organe dans un sens ou dans l'autre, le plus souvent en avant et en arrière.

La *flexion* amène l'occlusion du canal utérin, de même que la coudure du tube de caoutchouc détruit la perméabilité de ce tube à l'endroit même du coude. Or cette occlusion amène la stérilité, car elle empêche la pénétration des spermatozoïdes dans la profondeur des organes, et, ne pouvant pénétrer, ils sont dans l'impossibilité de féconder l'ovule.

La *version* agit autrement ; l'organe en se renversant n'est plus accessible aux spermatozoïdes, comme il l'est dans sa position normale, de telle sorte que les spermatozoïdes restent à la porte de l'utérus, sans pouvoir pénétrer.

Donc avec la flexion, les spermatozoïdes sont arrêtés au niveau de la coudure ; avec la version, ils sont arrêtés à l'entrée de l'utérus ; dans l'un et l'autre cas la déviation utérine agit en empêchant la pénétration des spermatozoïdes.

Peut-on arriver à corriger ces déviations, de manière à permettre la fécondation ?

Oui, on le peut, grâce au massage, grâce au bourrage du vagin, grâce à l'application des pessaires, et enfin dans certains cas par une opération appropriée.

Dans le cas où la stérilité est causée par l'arrêt des spermatozoïdes à l'orifice externe ou à l'orifice interne de l'utérus, on essaye avec succès de parer à l'obstacle par une petite opération appelée *fécondation artificielle.*

7° Fécondation artificielle.

Qu'entendez-vous par là ?

On charge avec du liquide spermatique, pris dans le vagin, une petite seringue, construite spécialement à cet effet. La seringue étant chargée on en fait pénétrer l'extrémité jusqu'au fond de l'utérus, on injecte les spermatozoïdes à ce niveau, de telle sorte qu'on leur fait franchir l'obstacle qui les arrêtait, et qu'on arrive ainsi à permettre la fécondation.

Cette opération est-elle sans danger ?

Elle est sans danger quand on la fait avec les précautions suffisantes d'antisepsie.

Est-ce qu'on la pratique souvent en cas de stérilité ?

On la pratique assez souvent, mais seulement quand on a tenté les divers autres moyens que nous supposons pouvoir agir dans le cas en question.

Est-elle douloureuse pour la femme ?

Non, elle n'est pas douloureuse, pas plus que l'introduction d'un hystéromètre dans l'utérus. Il faut d'ailleurs, pour qu'elle ait des chances de réussite, qu'elle ne soit pas douloureuse et qu'elle n'amène pas d'écoulement de sang. Car la douleur est suivie de contraction de l'utérus, qui ainsi chasse le sperme alors qu'on veut au contraire le faire pénétrer. Quant à l'hémorragie, elle entraînerait aussi les spermatozoïdes qui ne resteraient pas, ainsi qu'on se le propose, au fond de l'utérus, pour pouvoir de là pénétrer facilement dans la trompe, où la fécondation doit se faire.

Est-ce qu'il faut la faire une ou plusieurs fois pour arriver à la conception désirée ?

Dans certains cas une seule tentative est suffisante, dans d'autres cas plusieurs sont nécessaires.

En tout cas on ne fait qu'une tentative à la fois, dans les trois jours qui précèdent, ou les trois jours qui suivent les règles.

La conseillez-vous de préférence aux autres moyens ?

Non, je conseille d'avoir recours aux moyens habituels destinés à guérir les maladies qu'on suppose être la cause de la stérilité.

Ce n'est que quand tous ces moyens ont été employés, alors que tout a été essayé sans résultat, qu'on peut, si l'indication est bien précise, recourir à la fécondation artificielle.

C'est donc en quelque sorte une ressource ultime à laquelle on pourra avoir recours. Je ne la conseille pas de préférence aux autres moyens, mais au contraire alors que tous ces moyens, soigneusement employés, ont échoué.

La fécondation artificielle doit, en somme, rester un moyen d'exception.

Cette opération peut-elle être faite par une sage-femme ?

Non, elle ne peut être faite que par un médecin, et il est désirable que le médecin présente toutes les garanties d'une parfaite honorabilité, car cette opération a malheureusement été très exploitée par les charlatans, qui ont jeté sur elle un certain discrédit.

Aux personnes intéressées à savoir s'entourer de toutes les garanties, désirables en pareille circonstance.

Il n'est plus qu'une cause de stérilité sur laquelle il vous reste à nous renseigner, pour finir avec ce sujet, ce sont les tumeurs génitales. Est-ce là une cause fréquente de stérilité ?

Nombreuses sont les variétés de tumeurs génitales, parmi elles je mentionnerai les plus fréquentes qui sont : les kystes de l'ovaire, les fibromes et le cancer de l'utérus.

Ces trois variétés de tumeurs ne sont qu'une cause relative de stérilité, et beaucoup de femmes deviennent enceintes, bien qu'en étant atteintes; mieux vaudrait d'ailleurs pour elles la stérilité absolue, car la grossesse survenant dans ces conditions constitue une grave complication.

Avant tout, si la femme désire la maternité, il faut s'adresser à la chirurgie pour faire disparaître la tumeur, et ce n'est que quand elle sera rendue à l'état normal, qu'elle pourra devenir enceinte avec chance de mener une grossesse à bien.

Cependant nous avons entendu parler des femmes qui, bien qu'atteintes de fibromes, avaient pu accoucher heureusement d'enfants bien portants?

C'est exact ; mais ces faits ne doivent être considérés que comme une exception ; quand une femme est atteinte de fibrome utérin la stérilité est préférable pour elle, sinon elle s'expose pendant son accouchement aux plus graves complications.

Je sais que certaines femmes, bien qu'atteintes de fibromes, ont un tel désir de maternité, qu'elles ne reculeront pas dans ces conditions devant les chances d'un accouchement périlleux. Libre à elles de s'exposer ainsi, mais un médecin ne donnera jamais le conseil d'affronter ce danger.

Il peut y avoir exception pour des fibromes tout petits, placés en dehors du trajet par lequel doit sortir l'enfant. Mais il faut encore se méfier dans ces cas d'apparence bénigne, car à côté des fibromes que nous diagnostiquons, il y en a d'inaccessibles, par exemple dans la cavité utérine, qui peuvent rendre la maternité très dangereuse.

8° Causes masculines.

Nous voici maintenant renseignés sur les diverses causes de stérilité dépendant de la femme : mal-

formations, troubles menstruels, troubles inflammatoires, troubles circulatoires, troubles nerveux, déviations, tumeurs. — Ce n'est que la première catégorie de causes, il en existe trois autres, à savoir : les causes masculines, les causes dépendant des rapports sexuels, enfin les causes vagues. Ces diverses catégories ont-elles la même importance que celles que vous venez de m'exposer ?

Les causes d'origine masculine sont à peu près aussi importantes que celles qui dépendent de la femme, et on peut dire que les maladies de l'homme qui amènent la stérilité, sont à peu près aussi fréquentes que celles de la femme. Mais je n'aborderai pas leur description ici, il faudrait, pour les comprendre, étudier tout l'appareil génital masculin de même que j'ai étudié le féminin ; ce serait entreprendre une tâche qui m'entraînerait beaucoup trop loin et qui n'entre pas dans notre cadre.

9° Causes conjugales.

Et les causes qui dépendent des rapports sexuels, comptez-vous les expliquer ?

Oui, car leur exposé est assez court.

Pour que l'union sexuelle soit fécondante, il faut que le sperme ou liqueur masculine soit déposé à l'entrée de l'utérus, au fond du vagin.

Le rapport sexuel n'aura donc chance d'être fécondant, que quand il aura pour résultat ce dépôt du sperme au fond du vagin.

Supposons que de la part de l'homme il y ait difficulté ou impossibilité à pénétrer, et de la part de la femme difficulté ou impossibilité à être pénétrée, en d'autres termes s'il y a *impuissance masculine* ou *féminine,* la stérilité s'en suivra habituellement.

L'impuissance féminine s'appelle encore *vaginisme ;* elle est assez fréquente chez la femme, elle résulte soit d'un excès de sensibilité à l'entrée du vagin, soit d'une contracture des muscles qui sont à ce niveau.

Un traitement approprié et parfois une opération sont nécessaires pour guérir cet état.

10° Causes vagues.

Qu'entendez-vous enfin par causes vagues ?

J'entends par là une série de causes qui semblent bien avoir pour résultat la stérilité, bien qu'on ne puisse expliquer leur mode d'action.

Pourriez-vous en citer quelques exemples ?

Oui. Les filles uniques sont souvent stériles. Les parents n'ont pu avoir qu'un enfant, et cet enfant à son tour ne peut plus procréer. Le pouvoir fécondant semble ainsi s'atténuer en passant d'une génération à la suivante.

Certaines femmes sont stériles dans certaines conditions de climat et d'hygiène; changez-les, elles deviendront fécondes, sans que nous sachions pourquoi.

Voici un couple parfaitement constitué, ils ne peuvent avoir d'enfant; les circonstances les rendent infidèles l'un à l'autre : et la femme devient enceinte, et le mari père... Pourquoi ces deux êtres unis ne peuvent-il procréer, alors qu'ils ont nettement toutes les facultés procréatrices?..... mystère !

Avec les progrès de la science ces points d'interrogation disparaîtront peut-être, mais jusqu'à nouvel ordre nous sommes obligés de les conserver, et de nous incliner devant ces faits que nous ne pouvons expliquer.

Que concluez-vous de tous ces chapitres sur la fécondation et la stérilité ?

Je conclus que les lois de la fécondation nous sont actuellement assez connues, pour que nous sachions le plus souvent reconnaître les causes de la stérilité.

Ces causes, en dehors de quelques circonstances vagues, encore inexpliquées, dépendent, soit de la femme, soit de l'homme, soit de leur union.

En présence d'un couple stérile, on arrivera le plus souvent à déterminer plusieurs causes possibles à la stérilité.

Ces causes peuvent être absolues ou relatives.

En cas de cause absolue, pas d'espoir de maternité ; il faut s'incliner devant l'arrêt formel de la nature.

En cas de cause relative, un traitement approprié sera institué pour faire disparaître l'obstacle constaté, et le plus souvent on arrivera, par une thérapeutique bien conduite, au but désiré ; dans certains cas relativement rares, on pourra, pour vaincre l'obstacle, s'adresser à la fécondation artificielle, mais seulement comme ressource ultime et après avoir tenté les autres moyens dont on dispose en pareil cas.

TROISIÈME PARTIE

GROSSESSE ET SES MALADIES

GROSSESSE ET SES MALADIES

SOMMAIRE

GROSSESSE ET SES MALADIES

1° Grossesse.

Comment définit-on la grossesse ?
La grossesse est constituée par le développement
de l'œuf dans l'intérieur de l'organisme maternel.

*Comment, de « l'œuf », mais la femme n'est pas
une ovipare ?*
Non, elle est vivipare, elle accouche d'un enfant
vivant, c'est néanmoins un œuf qui se forme et se
développe dans son utérus.

Où se développe-t-il, cet œuf ?
Il se développe dans l'intérieur de l'utérus.

Pourquoi ne l'avoir pas dit dans votre définition ?
Parce qu'exceptionnellement il peut se développer
en dehors de l'utérus, dans la trompe, donnant alors
lieu à la *grossesse extra-utérine*, par opposition à la
grossesse utérine qui est l'état normal.

2° Œuf humain.

De quoi se compose cet œuf ?
Il se compose :

Du fœtus, embryon, ou enfant ; du placenta ; du chorion ; de l'amnios ; des caduques ; du liquide amniotique.

Nous ne comprenons rien à ces diverses expressions toutes nouvelles pour nous. Peut-on arriver à les comprendre sans avoir fait d'études spéciales à ce sujet ?

Oui, on le peut.

Vous dites fœtus, embryon, enfant. Ces trois mots sont-ils synonymes ?

Non.

L'*embryon* est l'être pendant les trois premiers mois de son développement.

Le *fœtus* — pendant les six derniers mois, c'est-à-dire du quatrième au neuvième mois inclusivement.

Enfant est l'expression générique qui s'applique indifféremment au nouvel être à une période quelconque de son développement.

Quand une femme fait une fausse couche à deux mois de grossesse, elle expulse un embryon ; quand elle ne la fait qu'à cinq mois, ce n'est plus un embryon, mais un fœtus.

Pourquoi tous ces mots, celui d'enfant ne suffi-rait-il pas ?

Non, embryon et fœtus sont deux expressions nécessaires.

L'embryon est l'être en voie de formation, le fœtus est l'être complètement formé, qui n'a plus qu'à croître pour devenir homme.

Prenez par exemple un embryon à deux mois — vous ne saurez pas dire si c'est un garçon ou une fille ;

prenez au contraire un fœtus dans le délai du quatrième mois : les organes génitaux sont formés, de même que tous les autres, et à ce moment il vous est possible de dire s'il s'agit d'un garçon ou d'une fille.

L'embryon est donc un être encore informe, tandis que le fœtus est un être achevé, un être humain en miniature.

L'embryon n'est encore que le *brouillon*, tandis que le fœtus est la *mise au point* de l'être humain. Ces deux expressions sont donc distinctes et différentes.

Voudrez-vous maintenant nous expliquer les autres parties de l'œuf? Commençons par le placenta.

Je vais vous expliquer à la fois toutes les parties constituantes de l'œuf ; en les réunissant vous comprendrez plus aisément.

Supposez l'enveloppe d'un ballon (fig. 7). Cette enveloppe est épaissie en une région sous forme de *disque aplati*.

L'enveloppe pour l'œuf humain ce sont les membranes, et l'épaississement n'est autre que le placenta.

C'est dans l'intérieur de cette poche que se trouvent l'enfant, le cordon qui va de son ombilic au placenta, et aussi le liquide amniotique dans lequel il nage.

Le liquide amniotique occupe toute la place qui est laissée libre par l'enfant et le cordon : c'est un liquide de remplissage.

Le placenta est intimement accolé à la face interne de l'utérus, tandis que les membranes ne sont que modérément adhérentes, et se détachent petit à petit dans les trois derniers mois de la grossesse.

5.

Les enveloppes se composent de trois membranes superposées, comme la doublure est accolée à l'étoffe du vêtement ; ce sont :

L'amnios, le chorion, la caduque.

L'amnios est au contact du liquide amniotique, la caduque au contact de l'utérus.

La superposition de ces trois membranes assure

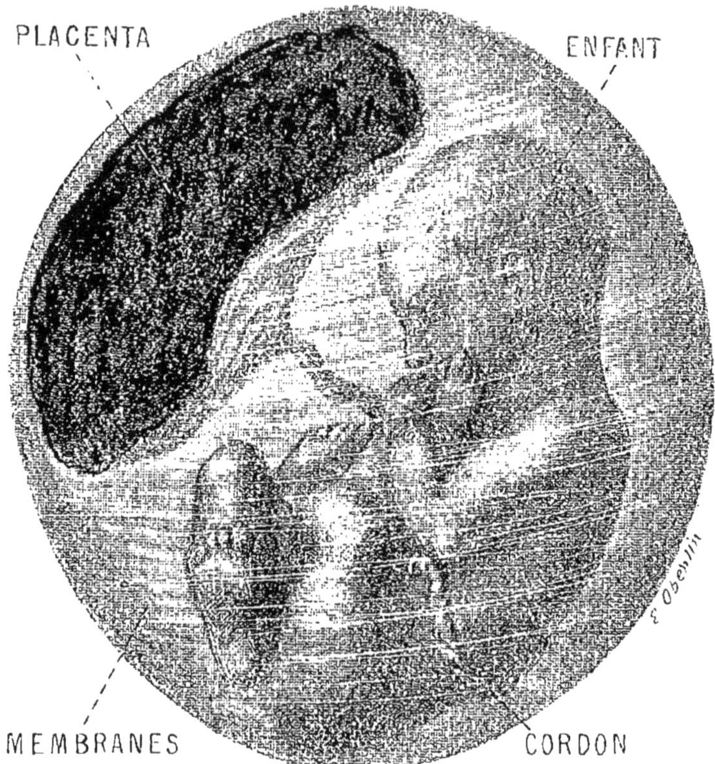

Fig. 7. — Œuf humain.

la solidité des enveloppes ovulaires, bien mieux que ne l'aurait fait une seule enveloppe d'égale épaisseur.

Nous comprenons le rôle des membranes qui for-

ment la poche où se trouve l'enfant, mais quel est celui du placenta ?

Le placenta met le sang de l'enfant au contact du sang de la mère, et c'est par son intermédiaire que l'enfant respire, car l'air n'arrivant pas jusqu'à lui il ne peut être question d'une autre respiration.

Le sang de l'enfant circule dans tout son corps, puis s'engage dans le cordon, arrive au placenta, et ensuite retourne à l'enfant par ce même cordon.

De telle sorte que le cordon n'est autre chose qu'une voie de circulation pour le sang de l'enfant.

Dans le placenta le sang de l'enfant arrive au contact de celui de la mère, sans se confondre avec lui, car il en est partout séparé par une fine membrane, et c'est à travers cette membrane que se forment les échanges entre le sang maternel et le sang fœtal.

Sans placenta il serait impossible à l'enfant de vivre, pas plus qu'à l'adulte sans poumons.

Quand le placenta se décolle, quand il devient malade, ou quand le cordon est comprimé, de telle sorte que le sang ne peut plus circuler à son intérieur, l'enfant ne tarde pas à succomber.

Quelle est à peu près la quantité de liquide amniotique qui entoure l'enfant ?

Environ un demi-litre.

En général, plus l'enfant est gros, plus il y a de liquide.

Quand il y a plus d'un litre de liquide, ce qui arrive quelquefois, on dit qu'il y a *hydropisie* de l'*amnios,* ou *hydramnios,* maladie spéciale qui gêne la femme à cause du volume excessif que prend le ventre, et qui peut amener des difficultés au moment de l'accouchement, car l'enfant, trop mobile dans cet excès de liquide, peut se présenter d'une façon vicieuse.

3° Modifications de l'organisme maternel.

Parmi les diverses modifications que la grossésse amène dans l'organisme, quelles sont celles qui sont particulièrement intéressantes ?

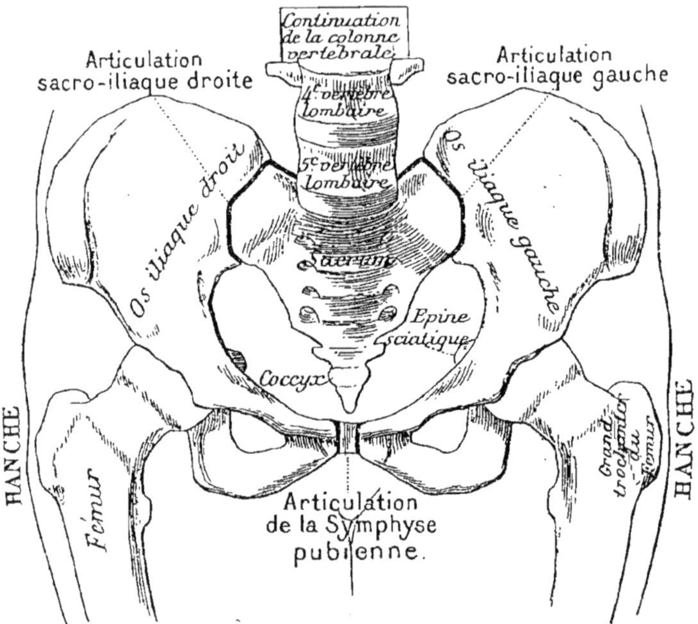

Fig. 8. — Squelette pelvien normal.

Il y en a trois, qui sont d'un intérêt plus marqué, à savoir :

Les changements dans les articulations du bassin ;
La production des vergetures ;
La modification des seins.

En quoi les changements dans les articulations du bassin peuvent-ils nous intéresser ?

Ils vous intéressent, car ces changements sont

pour la femme enceinte une cause fréquente de douleurs et de troubles dans la marche.

Je m'explique :

Les articulations du bassin sont au nombre de
trois (voir fig. 8) : en avant la symphyse pubienne, et
en arrière, de chaque côté, les deux symphyses sacro-
iliaques.

Sous l'influence de la grossesse ces articulations,
et surtout leurs ligaments, subissent un ramollissement bien marqué, destiné d'ailleurs à faciliter l'accouchement.

Mais ce ramollissement a pour inconvénient de
permettre des mouvements assez étendus entre les
os qui composent le bassin, mouvements qui n'existent pas à l'état normal.

Ces mouvements anormaux deviennent la source
de douleurs plus ou moins vives au niveau de l'articulation même, et gênent considérablement la
marche, de telle sorte que la femme est obligée de
traîner la jambe un peu à la manière des ca-
nards.

*Y a-t-il un remède à ces douleurs ou à cette diffi-
culté de la marche ?*

Oui, il faut porter une ceinture qui comprime les os
du bassin et les fixe le plus possible (ceinture de
Martin).

Cette ceinture peut être portée pendant la grossesse, mais c'est surtout après l'accouchement qu'on
en fait usage, car ce relâchement des articulations
persiste parfois.

Pendant la grossesse le repos sera surtout indiqué,
et au repos, les douleurs sont nulles.

Si la femme veut marcher quand même, malgré les

difficultés qu'elle éprouve, elle ne fera qu'aggraver son état, et cela sans aucun bénéfice.

Parlez-nous maintenant des vergetures ?

Les vergetures sont des craquelures de la peau qui se produisent alors qu'elle est trop distendue. Ces

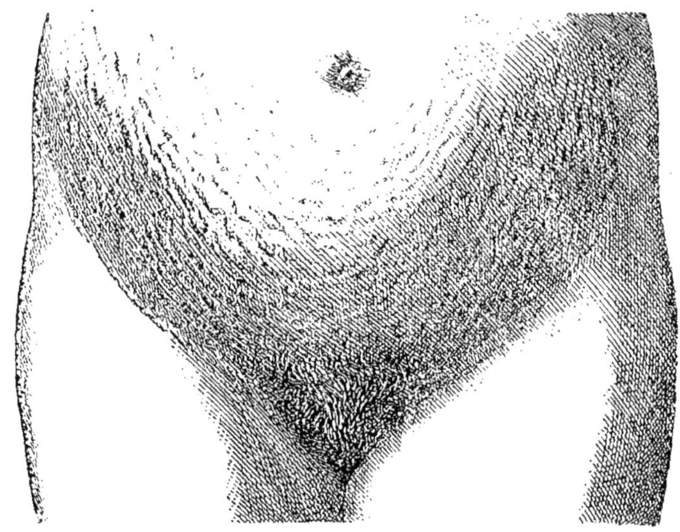

Fig. 9. — Vergetures abdominales.

vergetures ne sont pas spéciales à la grossesse, mais se produisent avec toute tumeur du ventre, pourvu qu'elle soit assez volumineuse.

La figure 9 montre l'aspect que présente le ventre en pareil cas. On dirait une série de petites cicatrices, irrégulières, éraillant toute la peau du bas-ventre.

Elles se produisent de préférence sur le bas-ventre, mais elles existent aussi sur les cuisses, parfois même sur les seins, quand la grossesse amène leur augmentation de volume d'une façon exagérée.

Les vergetures diminuent après l'accouchement,

mais elles ne disparaissent jamais complètement ; la femme les conserve toute son existence, et elles restent chez elle le stigmate de la maternité, — à moins qu'elles ne dépendent d'une autre cause, ce qui est relativement rare.

Y a-t-il quelque précaution qui puisse restreindre la production de ces vergetures, ou les réduire au minimum, quand elles sont produites ?

Tout ce qui soulagera l'action de la paroi abdominale pourra dans une certaine mesure empêcher leur formation ; c'est dire qu'une bonne ceinture, doublant bien la paroi abdominale, peut être salutaire à cet effet.

Quand elles sont produites, elles pourront être réduites par le massage de la peau, fait surtout pendant les trois mois qui suivent l'accouchement ; on pourra également faire usage de la pommade suivante :

> Iodure de potassium. . . . . . 5 grammes.
> Extrait de ciguë . . . . 5 —
> Vaseline. . . . . 50 —

Faire tous les matins avec la main une friction assez énergique, pendant cinq minutes, au niveau des vergetures.

La dernière modification dont vous ayez à nous parler est celle des seins. Quel sera le changement que produit la grossesse à leur niveau ?

La grossesse hypertrophie les seins, colore l'aréole, fait saillir les tubercules de Montgomery.

Telles sont les trois principales modifications qu'elle leur imprime et que la comparaison des deux figures

10 et 11, montrant le sein à l'état normal et pen-

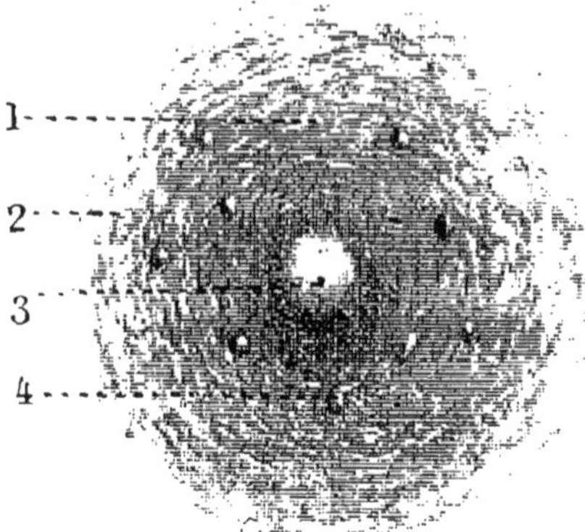

Fig. 10. — Sein à l'état normal.

1, 2, aréole du sein. — 3, mamelon. — 4, tubercule de Montgomery.

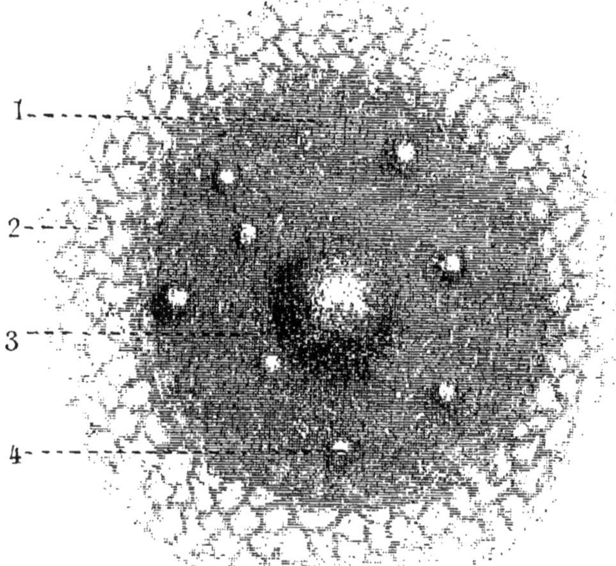

Fig. 11. — Sein pendant la grossesse.

1, 2, aréole du sein. — 3, mamelon. — 4, tubercule de Montgomery.

dant la grossesse, fera facilement comprendre.

Ces modifications ont pour but principal l'allaitement, c'est dire que plus elles seront prononcées, plus l'allaitement aura de chance de se faire en bonnes conditions.

Il s'écoule en outre par le mamelon un peu de liquide jaunâtre, c'est le *colostrum* ou *lait de grossesse*, qui, après l'accouchement, se transforme en lait véritable pour suffire au besoin du nouveau-né.

Pendant le dernier temps de la grossesse les seins réclament des soins spéciaux, de manière à rendre l'allaitement plus facile. Comme il en est habituellement question en détail à propos de l'allaitement, dans tous les livres concernant le nouveau-né, je ne m'étends pas ici sur ce sujet[1].

Allez-vous bientôt nous parler de l'accouchement, nous avons hâte de savoir comment se fait cet acte si important et si douloureux pour la femme ?

Nous y arriverons bientôt, cependant il est encore quelque point qu'il est indispensable que vous connaissiez eu égard à la grossesse.

Tout d'abord, pour comprendre l'accouchement, il faut que vous sachiez ce qu'on entend par *présentation et position du fœtus*.

Il est en outre indispensable que je vous parle de certains signes de la grossesse, tels que le bruit du cœur fœtal, le mouvement de l'enfant, et la durée de la grossesse, et enfin de l'hygiène et soins pendant la grossesse, cette question d'hygiène étant au point de vue pratique de la plus haute importance.

---

[1] Les personnes que cette question intéresserait, la trouveront exposée très en détail dans le livre : « Le Nouveau-né » du Dr Auvard.

Ainsi armez-vous encore d'un peu de patience avant d'en arriver à l'accouchement.

4° Présentation et position.

Soit. Dites-nous alors pourquoi il nous est nécessaire de connaître la présentation et la position du fœtus ?

Cette connaissance est du plus haut intérêt, car le pronostic de l'accouchement dépend de la présentation et de la position du fœtus.

Une bonne présentation rend l'accouchement facile, une mauvaise, au contraire, plus ou moins difficile.

Effectivement, s'il en est ainsi, c'est du plus haut intérêt. Quelles sont donc les présentations et positions ?

Avant de vous dire ce qu'elles sont, laissez-moi d'abord vous définir exactement ce que l'on doit entendre par là.

Par *présentation,* on entend la région de l'enfant qui, placée à l'entrée de l'utérus, sortira la première au moment de l'accouchement.

Par *position,* on désigne la façon dont l'enfant est tourné dans l'utérus, c'est-à-dire le dos en avant, en arrière, ou de côté.

Toutefois, la position n'offrant qu'un intérêt secondaire relativement à la présentation, je ne vous en parlerai pas davantage, voulant m'attacher à bien vous renseigner sur la *présentation.*

Bien, nous comprenons ce qu'on entend par présentation ; dites-nous maintenant combien il y en a, quelles elles sont, et la particularité de chacune d'elles ?

Il y a quatre présentations principales ; en réalité

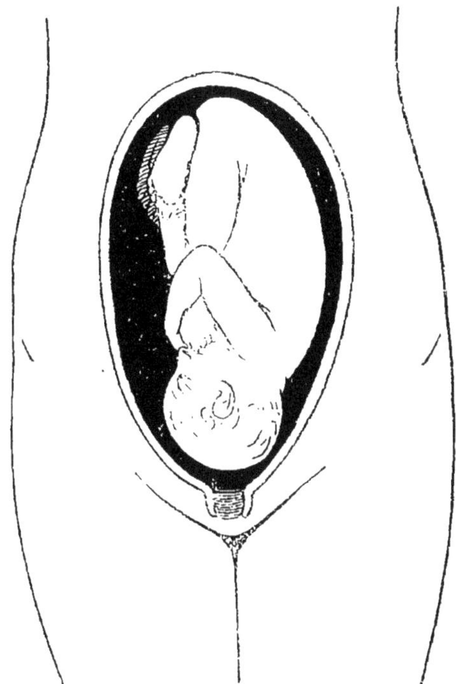

Fig. 12. — Présentation du sommet.

il en existe six, mais il y en a deux qui sont très rares et dont on peut ne pas tenir compte, à moins de vouloir connaître toutes les finesses de la science obstétricale.

Ces quatre présentations sont celles : du sommet, du siège, du thorax, de la face.

Je les cite par ordre de fréquence décroissante ; c'est dire que la plus fréquente est celle du sommet, et la plus rare celle de la face.

Par exemple, sur mille accouchements il y a :

950 fois le sommet, 35 fois le siège, 10 fois le thorax, 5 fois la face.

Un mot sur chacune de ces présentations :

Sommet. — L'enfant est placé comme l'indique la figure 12. La tête est en bas et le siège en haut. C'est le crâne qui se présente, et c'est lui qui sortira le premier au moment de l'accouchement.

C'est l'accouchement normal par excellence.

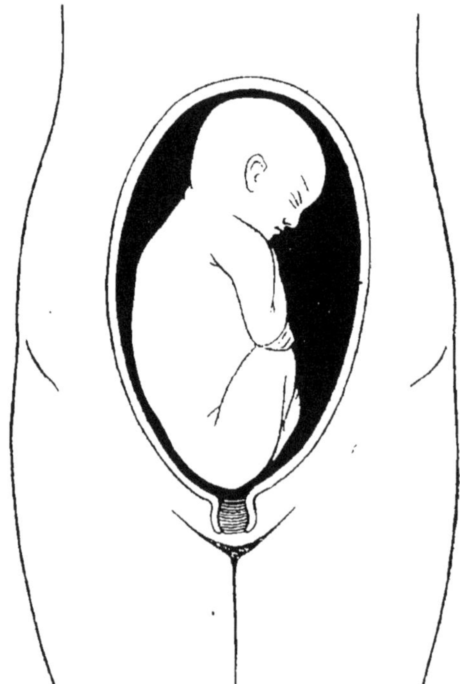

Fig. 13. — Présentation du siège.

Siège. — L'enfant est placé le contraire de ce qu'il était tout à l'heure (voir fig. 13), c'est-à-dire le siège en bas et la tête en haut dans le fond de l'utérus.

Cette présentation de l'enfant est beaucoup moins

favorable pour l'accouchement que celle du sommet,
et les difficultés viennent surtout de ce que la tête dans
cette situation sort difficilement, de telle sorte que si
l'accoucheur n'est pas habile, l'enfant succombera
facilement pendant l'accouchement.

Thorax. — L'enfant est placé en travers dans la

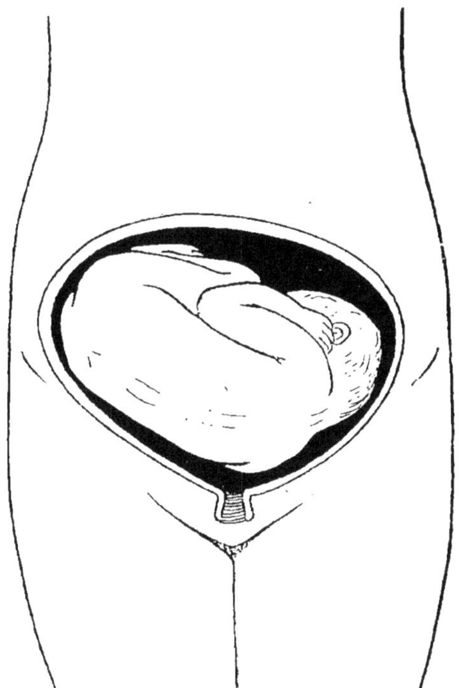

Fig. 14. — Présentation de l'épaule.

cavité utérine ainsi que l'indique la figure 14. Dans
cette situation c'est le thorax, et le plus habituellement l'une des épaules, qui se trouve à l'orifice utérin, d'où le nom de *présentation de l'épaule,* qu'on
donne souvent à cette variété.

L'enfant ainsi placé *en travers,* ne peut sortir seul,

et si l'accoucheur n'intervient pas, l'accouchement ne se terminera pas, la mère succombera sans pouvoir être délivrée.

En pareil cas, pour que l'accouchement ait lieu, il faut que l'accoucheur ou la sage-femme retourne l'enfant par une opération spéciale appelée *version*.

Cette opération consiste à introduire une main dans la matrice, et saisir un des pieds de l'enfant, à tirer dessus, pour transformer la présentation du thorax en présentation du siège. Après quoi, en continuant ces tractions, on achève l'extraction de l'enfant.

C'est donc là une présentation très défavorable; il est vrai qu'avec la version tout se termine habituellement pour le mieux, et pour la mère et pour l'enfant.

Quand l'opération est bien faite et dans les conditions voulues, on peut avoir un enfant vivant et viable; quant à la mère, elle se rétablit aussi bien qu'après l'accouchement le plus simple.

Face. — Dans la présentation de la face (fig. 15), c'est, comme avec le sommet, la tête qui se présente la première. Seulement tandis qu'avec le sommet c'est le crâne qui se présente, ici c'est la face. Avec le sommet la tête est *fléchie*, avec la face elle est *défléchie*.

Tandis que la présentation du sommet est très favorable à l'accouchement, celle de la face est défavorable, parce que la forme de la tête ainsi placée se moule plus difficilement au canal maternel, et la descente de l'enfant se fait moins bien.

Toutefois avec cette présentation l'accouchement spontané est le plus souvent possible.

Dans cette présentation les tissus de la face gonflent pendant l'accouchement, rendant l'enfant presque hideux au moment de sa naissance, tellement il est défiguré par cette tuméfaction qui porte surtout sur les paupières, les joues et les lèvres. Mais en quelques

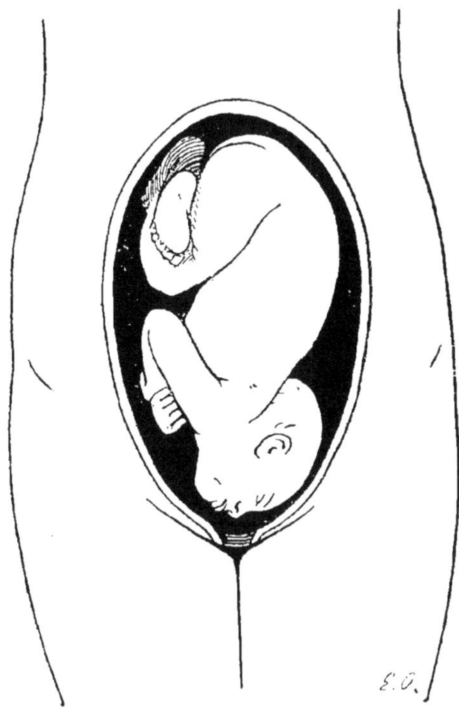

Fig. 15. — Présentation de la face.

heures tout cela disparaît, le gonflement se dissipe, et l'enfant prend sa physionomie normale. Il faut être averti de ce détail dans la présentation de la face, sans quoi on pourra être effrayé de l'aspect qu'offre l'enfant à sa naissance, — alors qu'on est en présence d'un état passager, que la nature corrige rapidement.

Telles sont les quatre manières dont peut se pré-

senter l'enfant. Autrement dit, les quatre présentations.

Dès la grossesse, c'est-à-dire avant l'accouchement, l'accoucheur peut, en examinant la femme,
diagnostiquer la présentation, et au besoin la corriger quand elle est défectueuse.

C'est là un examen qui doit toujours être fait dans
les deux derniers mois de la grossesse. L'omettre,
c'est s'exposer à une présentation mauvaise, qu'on
aurait pu corriger, c'est par conséquent s'exposer à
un accouchement difficile, alors qu'avec quelques
précautions on pouvait le rendre facile.

5° Signes de la grossesse.

*Avant d'en arriver à l'accouchement, vous deviez
nous renseigner sur certains symptômes de la grossesse, intéressants à connaître. Quels sont ces points
sur lesquels vous vouliez nous éclairer ?*

Je suppose une femme enceinte, laissez-moi vous
dire les principaux symptômes qu'elle éprouvera
depuis le début jusqu'à la fin de cette grossesse ; je
donnerai ensuite les conseils d'hygiène, pour lui faire
éviter dans la mesure du possible les ennuis de son
état, et pour lui permettre de mener cette grossesse
à bien.

*Le premier ennui et symptôme de la grossesse
est sans doute l'augmentation de volume du ventre
qui va s'accentuant jusqu'au terme ?*

En général, non, le ventre ne grossit pas au début
de la grossesse, souvent même il diminue, d'où le
dicton : *en ventre plat, enfant il y a.* Ce n'est, en
général, qu'à partir de deux mois que le ventre com-

mence à faire saillie et que la femme doit commencer à desserrer ses vêtements.

Le premier ennui de la grossesse est ordinairement représenté par les maux de cœur, aboutissant parfois à des vomissements véritables : ils débutent, le plus souvent, après deux ou trois semaines de grossesse et sont surtout pénibles pendant les trois premiers mois.

La plupart des femmes reconnaissent le *début d'une grossesse* à ces *maux de cœur*, coïncidant avec *l'absence des règles*.

Le troisième signe est l'*augmentation du volume du ventre*.

Une femme qui grossit du ventre, qui est affligée de maux de cœur, et dont les règles sont supprimées, est presque sûrement enceinte.

Ces trois signes constituent une probabilité de grossesse ; quels sont les signes qui permettront de l'affirmer ?

Ces signes, dits *de certitude*, sont :

1° le mouvement de l'enfant ;

2° le ballottement ;

3° les bruits du cœur fœtal ;

4° la sensation d'une partie fœtale.

Expliquez-vous, car cette simple énumération ne nous suffit pas et manque absolument de précision à notre esprit ?

Les mouvements de l'enfant. — Ces mouvements sont perçus par la mère, en général, vers le milieu de la grossesse.

Les femmes qui en ont l'habitude ne se trompent guère à leur égard ; mais chez les femmes qui n'ont pas eu d'enfants il y a des sensations trompeuses ; c'est ainsi qu'on peut prendre pour des mouvements d'enfant des contractions de l'intestin, des contractions des muscles de la paroi abdominale.

Ce sont ces sensations qui ont fait affirmer à certaines femmes qu'elles étaient enceintes, alors qu'elles ne l'étaient pas, et qui ont donné lieu à ces méprises parfois singulières qu'on désigne sous le nom de *grossesse nerveuse*. On appelle ces grossesses, nerveuses, car ce sont les nerfs de la femme qui simulent les principaux signes de la grossesse supposée.

Pour que les mouvements de l'enfant constituent un signe de certitude, il faut qu'ils soient perçus nettement par un accoucheur, c'est-à-dire par un homme habitué à les percevoir, et ne pouvant guère commettre d'erreur à leur égard.

Ces mouvements peuvent-ils servir à déterminer l'âge de la grossesse, et par là même, l'époque probable de l'accouchement ?

On le croit en général, et cette croyance est la source d'erreurs fréquentes.

On admet, en général, qu'ils se produisent exactement au milieu de la grossesse.

Si cela était, il serait en effet facile, grâce à eux, de calculer l'époque probable de l'accouchement.

Mais on se trompe en croyant à cette régularité d'apparition. S'ils se montrent le plus souvent au milieu de la grossesse, ils peuvent ne faire leur apparition que plus tard, ou encore, ce qui est la règle, plus tôt : à quatre mois, à trois mois et demi, voire même à trois mois, c'est-à-dire au commencement du quatrième mois.

Cette variabilité dans l'époque d'apparition leur enlève toute importance pour fixer le moment probable de l'accouchement, et l'on se gardera bien de s'en rapporter à eux pour cette fixation, sans cela on commettra des erreurs continuelles.

Mais je reviens aux signes de certitude; nous en étions au second, c'est-à-dire au *ballottement.*

Qu'est-ce que ce ballottement?

Ce ballottement est un choc spécial qu'on éprouve quand on examine une femme enceinte, soit par le ventre (ballottement abdominal), soit par le vagin (ballottement vaginal).

On a la sensation d'une boule dure qu'on déplacerait dans du liquide, et qui donne aux doigts un choc spécial.

La sensation, comme nous le disons, est *pathognomonique,* autrement dit bien spéciale, et ne peut dépendre que de la présence d'un enfant. C'est la tête de l'enfant qui donne cette sensation.

Il y a bien quelques causes d'erreur, mais je vous en fais grâce, car elles n'intéressent que l'accoucheur.

Je voulais simplement vous renseigner sur ce mot que vous entendrez souvent prononcer, quand on vous parlera de grossesse, et sur lequel je tenais à ce que vous possédiez quelques notions.

Et les bruits du cœur fœtal?

Ces bruits du cœur s'entendent en pratiquant l'auscultation sur le ventre.

Leur début coïncide en général avec le milieu de la grossesse, mais de même que les mouvements, ils peuvent être plus tardifs ou précoces, surtout plus précoces.

On peut parfois, dans des cas exceptionnellement favorables, les entendre au début du quatrième mois.

Ces bruits sont très caractéristiques, et à moins d'être novice dans cette auscultation, on ne saurait les confondre avec aucun des autres bruits de la région (bruits des contractions musculaires, bruits intestinaux, bruits des pulsations maternelles, bruits des pulsations de l'accoucheur lui-même).

Ces bruits constituent en quelque sorte le meilleur signe de certitude de la grossesse, car c'est celui qu'on peut percevoir avec le plus de netteté, et celui sur lequel on peut être le plus affirmatif.

Comment peut-on avoir la sensation d'une partie fœtale, dernier signe de certitude ?

On peut l'avoir par le toucher vaginal, alors que l'enfant n'est séparé de l'extrémité du doigt que par les membranes, ou même sans séparation, si les membranes sont rompues.

Il est ainsi possible de sentir une main, un pied, une partie de la face.

Sentir aussi nettement une partie d'enfant constitue naturellement un signe de certitude de grossesse.

Mais c'est en quelque sorte là un signe exceptionnel, tandis que les trois autres signes : mouvement de l'enfant, ballottement, bruit du cœur fœtal, constituent les signes habituels.

6° Époque de l'accouchement.

A propos des signes de certitude de la grossesse vous avez incidemment parlé de la manière de calcu-

ler l'époque probable de l'accouchement; c'est là une question très importante et pratique, savoir quand la femme accouchera[1] ; voudriez-vous nous renseigner très exactement sur elle ?

Certainement, c'est là une question très intéressante pour la mère, comme pour l'accoucheur.

La profession d'accoucheur deviendrait bien plus commode, si l'on pouvait fixer exactement l'époque de l'accouchement.

Pouvoir dire des accouchements qu'on attend : ils se feront tel jour et à telle heure, ce serait l'idéal.

Malheureusement nous sommes bien loin de cette précision, et à cet égard on peut dire que l'art des accouchements n'a fait aucun progrès.

Il y a trois cents ans on en savait autant sur ce point que nous en savons maintenant.

Est-il donc impossible de prévoir l'époque probable de l'accouchement?

Nous le pouvons, à un mois près, mais plus de précision est interdite.

Effectivement, à un mois près, c'est peu de précision. Comment calculez-vous cette époque probable ?

Nous avons pour cette fixation plusieurs points de repère.

Mais avant tout, il s'agit de savoir combien de temps dure la grossesse en moyenne.

Cette durée oscille de *deux cent soixante-dix à deux cent quatre-vingts jours,* autrement dit, pour faciliter les calculs, nous pouvons retenir *neuf mois juste.*

---

[1] Consulter le calendrier obstétrical publié par M. Auvard.

6.

Voici maintenant les huit points de repère qui peuvent servir comme base :

1° Dernières règles ;

2° Rapport sexuel unique ;

3° Apparition des phénomènes sympathiques ;

4° Premiers mouvements de l'enfant ;

5° Phénomènes d'abaissement ;

6° Volume de l'utérus et de l'enfant ;

7° Engagement de l'enfant ;

8° Modification du col.

Un *rapport sexuel unique,* cause de la grossesse, permet de calculer facilement les neuf mois qui séparent de l'accouchement. Mais les cas où cette condition existe sont tout à fait exceptionnels.

L'*apparition des phénomènes sympathiques,* surtout des maux de cœur, est trop aléatoire pour constituer un point de repère sérieux ; nous pouvons la laisser de côté en pratique.

Nous avons dit aussi l'aléa qui entourait l'apparition des *premiers mouvements de l'enfant ;* je n'y reviens pas.

Le *phénomène d'abaissement,* autrement dit la *tombée du ventre,* se produit chez les primigestes[1] pendant les deux derniers mois, chez les multigestes pendant les quinze derniers jours. Le plus souvent ils ne constituent pas un signe assez précis pour être réellement utiles dans la question actuelle.

J'en dirai autant du *volume de l'utérus et de l'enfant.*

L'*engagement de l'enfant* se confond avec le phénomène d'abaissement ; c'est le même phénomène apprécié d'une façon différente.

---

[1] Femme à la première gestation ; multigeste indique femme ayant eu plusieurs grossesses.

Quant aux *modifications du col*, aucun accoucheur ne s'aventure plus à prévoir l'accouchement uniquement d'après elles : il serait à peu près sûr de commettre une erreur.

De cette revue il résulte qu'il ne nous reste qu'un signe sérieux pour prévoir l'époque de l'accouchement, ce sont les *dernières règles*, car nous venons d'exécuter à cet égard tous les autres signes, trop trompeurs pour qu'on puisse s'en rapporter à eux.

Le plus ordinairement la conception a lieu quelques jours après la fin des règles.

Or, des statistiques établies par M. Auvard[1] à cet égard, pour calculer l'époque probable de l'accouchement d'après les dernières règles, voici le calcul à effectuer :

Prendre le jour terminal des dernières règles, compter neuf mois à partir de ce moment, et ajouter dix jours. On aura ainsi l'époque probable de l'accouchement, mais il faut prévoir une avance ou un retard possible de quelques jours à un mois.

Mais n'arrive-t-il pas que la conception ait lieu avant les règles? Que vaut votre manière de calculer dans ce cas? N'est-elle pas erronée?

La conception est susceptible de se produire à tout moment. C'est justement cette condition qui rend aléatoires tous calculs de l'époque probable de l'accouchement.

Certainement, cette manière de compter sera défectueuse pour les cas en question, mais cependant il faut l'accepter faute de meilleure.

Quand les règles sont notablement diminuées n'y

[1] *Travaux d'obstétrique*, t. III, p. 358.

a-t-il pas lieu de croire que la conception a précédé les règles ?

En général, quand la conception précède les règles, ces dernières ne sont pas seulement diminuées, mais complètement supprimées. Il n'y a donc pas lieu pour nos calculs de s'en rapporter à une simple diminution des règles, car trop de causes peuvent la déterminer, pour qu'on puisse parmi elles faire une place prépondérante à la conception.

D'une façon générale, quand une femme est enceinte, son désir d'être débarrassée du fardeau qu'elle porte fait que dans ses calculs elle trouve toute sorte de prétextes pour avancer, comme *prévision de date*, la période probable de son accouchement. L'accoucheur doit réagir contre cette tendance, sans quoi il se laisse aller à des erreurs constantes d'appréciation.

Il n'y a pour ainsi dire pas de femme qui ne prévoie son accouchement pour une époque plus précoce que celle où il doit réellement avoir lieu, comme si ses prévisions pouvaient changer les événements.

L'inconvénient de ces calculs anticipés ne serait pas grand, s'il n'était pas une cause d'énervement pour la femme.

Quand en effet le moment où elle suppose devoir accoucher est venu, si l'accouchement tarde, elle devient nerveuse, pense qu'il y a quelque chose d'anormal dans sa grossesse, est prise d'idées noires. L'accoucheur subit le contre-coup de cet énervement : à la première douleur on le fait venir, croyant l'accouchement proche. Tout le monde s'énerve ainsi autour de la future mère, et cette atmosphère d'énervement est des plus contraires à la tranquillité qui doit l'envelopper.

La femme ne saurait-elle être patiente, si on lui traçait pour sa grossesse une règle de conduite bien nette et pas trop désagréable à suivre ?

C'est à espérer ; en tout cas voici les conseils d'hygiène qu'on peut donner, et en même temps le moyen de lutter contre les ennuis et les maladies qui sont l'apanage fréquent de la femme enceinte.

Je m'occuperai successivement de ces divers systèmes et je commence par le système nerveux.

7° Maladies de la grossesse.

Alors vous allez nous parler des envies ?

Les envies sont les caprices d'un esprit énervé par l'état de grossesse, et quelquefois, à cause de cela même, bizarres. Elles n'ont pas d'autre importance et ne sauraient par conséquent nous préoccuper longtemps ; nous avons ici d'autres sujets plus sérieux à traiter.

Quels sont donc ces sujets ?

A propos du système nerveux la grossesse fait souvent éclore des névralgies, et, chez les femmes prédisposées ou neurasthéniques, augmente la nervosité.

Les névralgies peuvent siéger en un point quelconque du corps.

Quel moyen peut-on employer pour les calmer ?

Il faut éviter l'usage de l'antipyrine qui est mal tolérée par les femmes enceintes ; il vaut mieux s'adresser soit à l'aconit, soit aux opiacés (opium, laudanum, morphine).

Les opiacés réussissent toujours bien pendant la grossesse ; ils ont un gros inconvénient, celui de constiper; mais on combattra cette constipation par des moyens appropriés dont il sera question plus loin.

Que faire pour diminuer la nervosité ?

Donner des toniques, faire prendre l'air, éloigner autant que possible les causes d'agacement.

— La gestante est une sensitive qui demande à être traitée avec délicatesse.....

Et avant tout *examiner l'urine*, car la nervosité provient parfois d'un état de malaise mal expliqué et dont l'albuminurie peut être la cause.

En cas d'albuminurie nous verrons plus loin le traitement à suivre.

L'état nerveux de la femme ne peut-il avoir un retentissement fâcheux sur l'état de l'enfant?

Nous touchons là à une question très intéressante, mais qu'il est impossible de résoudre encore d'une façon précise.

Il semble, d'après certains cas, que l'état moral de la mère influence celui de l'enfant qu'elle porte dans son sein, et qu'il existerait de la sorte une véritable *fœticulture* (culture du fœtus) qui se ferait à l'insu de la mère, — de même que le développement physique de l'enfant, — et qui lui imposerait en quelque sorte l'obligation de surveiller son état moral pendant la grossesse.

Les rhumes sont-ils fréquents pendant la grossesse? Exposent-ils à la fausse couche ?

L'état de grossesse ne change en rien les conditions habituelles de la santé.

Le *rhume* est plus tenace pendant la grossesse qu'en dehors d'elle, parce que la circulation se fait moins bien; enfin les secousses de toux peuvent, chez les personnes prédisposées, être une cause de fausse couche.

Un rhume n'est donc pas chose négligeable chez une gestante.

On le traitera par les révulsifs : teinture d'iode, vésicatoires volants, pointes de feu; et à l'intérieur, soit l'aconit combiné à l'eau de laurier-cerise, soit les opiacés.

Ce sont les opiacés qui procureront le plus de calme.

Les rhumes ne sont-il pas une cause de palpitations ?

Oui, toute maladie des bronches ou des poumons, troublant la circulation, peut provoquer des *palpitations*.

Les palpitations sont, du reste, un ennui fréquent de la grossesse.

Elles existent soit avec un cœur normal, soit avec un cœur malade.

Le cœur devra d'ailleurs être un des objectifs de l'accoucheur; car son rôle pendant toute la *puerpéralité* est des plus importants.

Puerpéralité, c'est un mot nouveau, qu'entend-on par là ?

Puerpéralité est une expression générique qui comprend grossesse, accouchement, suites de couches, et allaitement s'il y a lieu.

La puerpéralité commence à la conception et finit avec l'allaitement, quand il a lieu, et trois mois après l'accouchement quand l'allaitement n'a pas lieu.

Je reviens au *cœur*. Son état doit être attentivement surveillé, car s'il est malade, de grandes précautions seront nécessaires pour éviter dans la mesure du possible l'aggravation de cet état, et il faudra soumettre la gestante à l'action de médicaments qui aident l'action cardiaque, tels la digitale, l'iodure de potassium.

C'est au médecin à prescrire exactement le traitement nécessaire. Ce que la femme doit savoir, c'est combien elle doit se préoccuper de tout ce qui se passe du côté du cœur pendant la grossesse.

Car l'indifférence à cet égard peut aboutir soit à une fausse couche, soit à la production d'une maladie de cœur, ensuite très difficile à soigner.

Les varices dépendent-elles aussi de l'état du cœur ?

Les varices peuvent dépendre d'une maladie de cœur, mais elles se produisent souvent pendant la grossesse, malgré l'intégrité complète de cet organe.

Elles se montrent surtout au niveau des membres inférieurs, commençant dans la profondeur des mollets et envahissant par la suite le reste des membres.

Quel traitement peut-on leur opposer ?

Le meilleur traitement consisterait à comprimer légèrement les membres inférieurs, ou plutôt à les soutenir à l'aide d'une bande ou d'un bas élastique.

Mais il faut bien savoir que toute compression de ce genre, chez la femme qui n'y est pas habituée, expose à la fausse couche.

On a cité l'exemple d'une cuisinière qui, ne désirant pas d'enfant, se faisait ainsi avorter à toutes ses grossesses, en se serrant fortement les membres inférieurs.

Avec cette compression le sang reflue vers l'utérus, décolle le placenta. Une hémorragie génitale se produit, et l'avortement en est la conséquence.

Il faudra donc se contenter de vivre le plus possible dans la position horizontale, car dans cette position la circulation du sang se fait beaucoup plus facilement, et la distension des veines, qui constitue les varices, est moindre.

Outre cela il faut éviter l'usage de tout vêtement qui entrave la circulation. Ne pas porter de jarretières, mais des jarretelles, éviter tout ce qui comprime le ventre ou la poitrine, car toute compression gêne la circulation.

N'y a-t-il pas certains médicaments qui luttent avantageusement contre la production des varices ?

Oui, on a attribué cette vertu à l'hamamelis virginica, à l'hydrastis canadensis.

Si cette influence existe, elle est très faible.

M. Auvard ordonne maintenant très rarement ces médicaments dans le cas actuel, car ils ne lui ont donné que des résultats illusoires, et il en déconseille par conséquent l'usage, d'autant plus que chez la femme prédisposée ils pourraient provoquer une fausse couche.

Conclusion : Ne comptez sur aucun médicament pour guérir ou atténuer les varices de la grossesse.

Est-il vrai que la grossesse ait une fâcheuse influence sur les dents ?

Oui, quand on ne prend aucune précaution d'hygiène.

Chaque grossesse coûte une dent, a-t-on dit. C'est faux pour les femmes soigneuses, mais cela peut être vrai pour les négligentes.

Quelle est la cause de ce fâcheux retentissement sur la dentition ?

La grossesse amène facilement une inflammation des gencives, une *gingivite*. Or la gingivite déchausse la dent, et peut en amener la chute, quand il y a prédisposition.

Comment peut-on empêcher cette gingivite et ses fâcheuses conséquences ?   .

D'une part, en absorbant pendant la grossesse du *phosphate de chaux*, médicament également très salutaire au développement de l'enfant.

D'autre part, et surtout, en veillant de très près à l'*hygiène de la bouche* :

Matin et soir, et au besoin trois fois par jour, on frottera les dents sur la face antérieure et postérieure, avec une brosse appropriée, moyennement dure et chargée de la poudre suivante :

Carbonate de chaux.	50	grammes.
Hydrocarbonate de magnésie.	100	—
Quinquina gris en poudre . .	50	—
Essence de menthe	2	—

Puis on lavera soigneusement la bouche, d'eau tiède, additionnée de quelques gouttes de la préparation suivante :

Salol.	5	grammes.
Menthol	0,50	—
Saccharine	0,25	—
Teinture de vanille. . . .	2,50	—
Teinture de cochenille . .	5	—
Alcool à 90.	120	—

*Que faire quand on souffre de névralgies den-
taires dans le cours de la grossesse ?*

Ces névralgies peuvent être de deux sortes : les
unes dépendent d'une altération des dents (carie),
les autres, au contraire, se produisent malgré l'intégrité des dents.

Quand il y a altération des dents il est nécessaire
de recourir aux soins d'un dentiste qui fera le nécessaire pour entraver les progrès du mal.

. Lorsque au contraire les dents restent saines, on se
bornera à prendre les calmants ordinaires, c'est-à-
dire soit la *teinture de valériane,* soit l'*aconitine,*
l'*opium* ou un de ses dérivés, surtout la *morphine,*
soit localement la *cocaïne.* Ne pas prendre d'*antipyrine,* ni de *quinine,* qui, dans les cas actuels, sont
mal tolérés pendant la grossesse. Parfois quelques
inhalations légères de *chloroforme* ou d'*éther* peuvent soulager beaucoup.

*Peut-on, sans inconvénients, arracher une ou plu-
sieurs dents dans le cours de la grossesse ?*

Il ne faut se résigner à cette ablation de dents
malades, que lorsqu'il y a une raison majeure d'y
procéder.

Cette ablation présente en effet un double inconvénient :

D'une part, chez les femmes prédisposées, elle
expose, surtout si on emploie le sommeil chlorofor-
mique, à une fausse couche.

D'autre part, il arrive quelquefois que les dents
douloureuses guérissent spontanément après l'accouchement, de telle sorte qu'on aura fait le sacrifice
inutile d'une dent.

Mais si la dent qu'on veut arracher est franchement malade, si sa maladie peut influencer d'une façon fâcheuse les dents voisines, si cette maladie peut être la cause de névralgies persistantes ou d'abcès, on pourra, après avis conforme de l'accoucheur et du dentiste, la faire enlever. Mais, je le répète, cette extraction doit être une rareté, et il ne faut s'y résigner qu'après mûre réflexion.

Les autres opérations sur les dents, telles que nettoyage, cautérisation, plombage, aurification, etc., doivent-elles aussi être évitées pendant la grossesse ?

Non, tout ce qui a pour but l'hygiène de la dent et sa conservation ne peut être que conseillé pendant le cours de la grossesse. Les soins donnés à propos, et intelligemment, ne peuvent être que salutaires, et nous ne saurions en conséquence que les conseiller.

Mais le dentiste devra éviter toute opération douloureuse, car la douleur peut avoir du retentissement sur l'utérus, et amener, suivant l'expression scientifique, *par action réflexe*, une fausse couche ou une menace de fausse couche.

Qu'entend-on par ptyalisme ?

On entend par là une salivation abondante qui se produit parfois sous l'influence de la grossesse, et qui est quelquefois assez forte pour obliger la malade à cracher constamment.

Ce *ptyalisme*, outre qu'il est très désagréable, est très affaiblissant.

Et malheureusement on ne possède contre lui que des remèdes peu efficaces.

Les remèdes conseillés sont les suivants :

Laisser fondre dans la bouche des pastilles de

menthe, de gomme, de réglisse, de sucre candi — des morceaux de glace.

Se laver fréquemment la bouche avec des gargarismes astringents, à l'alun, au chlorate de potasse.

Comme médicament à absorber : atropine, 3 ou 4 granules, d'un milligramme, par vingt-quatre heures ; — iodure de potassium à assez haute dose, 3 ou 4 grammes par vingt-quatre heures. Dans un cas M. Auvard s'est bien trouvé de la teinture d'hamamelis virginica.

Le ptyalisme a-t-il une relation quelconque avec la sensation de brûlure qu'on éprouve souvent pendant la grossesse au niveau de la gorge et jusqu'à l'estomac ?

Non, c'est indépendant. La sensation de brûlure (pyrosis) que la femme éprouve souvent au niveau de l'œsophage et de l'estomac, sera le plus souvent atténuée ou supprimée par l'abstinence de toute boisson fermentée, qu'on remplacera par l'usage du lait ou de l'eau.

L'emploi de boissons alcalines, notamment de l'eau de Vichy, modifie heureusement ces sensations pénibles.

Que faire contre les vomissements qui sont si pénibles, surtout au début de la grossesse ?

Malheureusement il n'existe aucun traitement sûr contre ces vomissements. Tel moyen réussit chez une personne, qui échoue totalement chez une autre.

D'une façon générale, à moins qu'il ne s'agisse de *vomissements* graves, encore appelés *incoercibles*, qui compromettent la santé de la femme, et peuvent même mettre sa vie en danger, le meilleur traitement consiste à n'en pas faire, et c'est à ce résultat qu'arrivent la plupart des personnes découragées de toutes les tentatives thérapeutiques qu'elles ont faites sans résultat.

Dans les cas de vomissements graves, la femme se confiera aux soins d'un médecin qui essayera sur elle la liste des médications préconisées en pareil cas, jusqu'à ce qu'il arrive au moyen suffisant et efficace.

Contre la constipation si fréquente pendant la grossesse, peut-on user des mêmes laxatifs qu'à l'état habituel ?

Oui, les mêmes moyens peuvent être employés à la condition qu'on n'ait pas recours aux purgatifs énergiques, car ces purgatifs énergiques, encore appelés drastiques, exposent à la fausse couche ; leur emploi doit être soigneusement évité pendant tout le cours de la grossesse.

Pouvez-vous nous donner l'indication d'un certain nombre de laxatifs, auxquels on pourra avoir recours sans inconvénient, pendant la grossesse ?

C'est facile ; vous pouvez, sans inconvénient, avoir recours aux moyens suivants :

Rhubarbe	1 gr.
Podophyllin	pilule de 0,02
Evonymine.	— de 0,05
Magnésie calcinée	de 3 à 5 gr.
Sulfate de magnésie	20 à 40 —
Citrate de magnésie	20 à 40 —
Sulfate de soude	20 à 40 —
Cascara Sagrada	cachet de 0,20 à 0,25
Graine de lin ou de psyllium . .	une cuillère à soupe.
Eau de Carabaña	un verre à Bordeaux.
Eau d'Hunyadi Janos . .	un demi à un grand verre.
Eau de Montmirail	un à deux grands verres.

Le Dr Auvard prescrit souvent l'usage de granules,
dont voici la formule :

Podophyllin. 0,02
Evonymine 0,03
Alosine. 0,02
Savon médicinal 0,01

Un à deux granules le matin à jeun.

Et contre la diarrhée, que faire ?

Employer les opiacés, notamment le laudanum,
que la femme enceinte supporte remarquablement
bien. Seulement ne pas oublier qu'il faut à la femme
enceinte de plus fortes doses de laudanum qu'à l'état
de vacuité, pour obtenir le même résultat. On dou-
blera ou même on triplera les doses, c'est-à-dire
qu'au lieu de 10 gouttes de laudanum de Sydenham,
on donnera 20 et même 30 gouttes.

*Tous les médecins recommandent d'examiner
très souvent l'urine pendant la grossesse. Pourquoi
cet examen ?*

Ces examens ont pour but de déterminer la présence du sucre et de l'albumine, ils permettent en
un mot de savoir s'il y a *albuminurie* et *diabète.*

Le diabète a rarement de la gravité, à moins que
la proportion de sucre ne devienne considérable ; il
n'en est pas de même de l'albuminurie qui indique
toujours un état fâcheux de la sécrétion urinaire pendant la grossesse.

Qu'est-ce qui fait le danger de l'albumine ?

Le danger est qu'elle expose à l'éclampsie, maladie
terrible, où la femme perd pendant plusieurs heures

et quelquefois plusieurs jours complètement connaissance, et pendant laquelle sa vie court les plus grands dangers.

Et si l'on constate l'albuminurie, que faire ?

Il faut mettre la femme au *régime lacté exclusif*.

Régime lacté exclusif, c'est-à-dire ne permettre comme boisson que le lait et l'eau simple ou alcaline.

Grâce à ce régime, l'albuminurie disparaît en général au bout de quelques jours, et on peut alors lui faire reprendre son régime.

Mais il faut continuer à surveiller attentivement l'urine, pour faire reprendre le lait aussitôt que reparaît l'albuminurie.

Quand la femme ne supporte pas le lait, comment faire ?

On fera usage de laxatifs souvent répétés, de grands bains prolongés, de diurétiques que prescrit le médecin. Mais toutes les fois qu'on est privé de l'heureuse influence du régime lacté absolu, l'albuminurie sera beaucoup plus tenace et difficile à soigner.

La femme enceinte ne présente-t-elle pas d'autres maladies du côté du système urinaire ?

Oui, elle peut encore présenter deux accidents qui ne dépendent plus des reins, mais de la vessie, à savoir la *rétention d'urine* ou le *besoin fréquent d'uriner* (ténesme vésical).

La *rétention d'urine* s'observe le plus souvent vers le troisième ou quatrième mois de la grossesse et a pour cause habituelle la déviation de l'utérus (rétroversion de l'utérus gravide). Le médecin, en pareil cas, doit être appelé ; il sonde régulièrement deux ou trois fois par jour, jusqu'à ce que l'utérus soit replacé ; ce replacement se fait le plus souvent seul. S'il n'a pas lieu, le médecin saura l'aider et le provoquer par des moyens appropriés.

Quant au *ténesme vésical*, il peut se montrer à toute période de la grossesse, dû soit à la compression, soit à l'irritation de la vessie, et, dans certains cas relativement rares, à une inflammation réelle de la vessie (cystite). Le médecin sera encore appelé à se prononcer sur la cause de ce ténesme, car c'est surtout contre cette cause que le traitement doit être dirigé, et le médecin seul, par l'examen de l'urine, peut se prononcer sur la nature de cette cause.

En tout cas, l'examen de l'urine ne doit jamais être omis en pareil cas, car s'il existe de la cystite, elle peut, alors qu'elle n'est pas soignée, aboutir à la néphrite, c'est-à-dire à l'albuminurie avec toutes ses fâcheuses conséquences.

Qu'est-ce que le masque de la grossesse ?

La face se colore par places, comme si on la recouvrait d'un masque irrégulier, pigment qui se dépose dans les cellules de la peau. Du pigment se dépose également en d'autres points du corps : sur l'aréole des seins, sur la ligne médiane du ventre. Ces diverses colorations sont un des effets de la grossesse ; elles disparaissent petit à petit après l'accouchement, sans qu'aucun traitement soit nécessaire pour cela.

D'ailleurs tout traitement échoue contre la production du masque de la grossesse, cependant on attribuc une heureuse influence à la liqueur de Gowland, dont voici la formule :

Amandes amères mondées .	90 grammes.
Eau	500 —
Bichlorure de mercure. . . .	8 décigrammes.
Chlorhydrate d'ammoniaque.	2 grammes.
Alcool 85°.	15 —
Hydrolate de laurier-cerise .	15 —

On étend cette liqueur à moitié d'eau tiède et on fait tous les matins une lotion sur la figure avec ce mélange.

Pendant la grossesse il existe souvent au niveau des parties génitales des démangeaisons très pénibles. Quels en sont la cause et le remède ?

Ces démangeaisons sont causées par la gêne de la circulation.

Ce qui les calme le mieux ce sont les lotions avec de l'eau aussi chaude qu'on pourra la supporter, ou encore avec de l'eau bien froide.

Eau chaude et eau froide agissent de même en pareil cas, mais l'action de l'eau chaude paraît supérieure à celle de l'eau froide. Mais on pourra, si nécessaire, essayer de l'une et de l'autre.

Les médicaments qu'on ajoute, sublimé, acide phénique, acide borique, naphtol, hydrate de choral, ne sont que des antiseptiques sans action directe sur la démangeaison même, mais dont l'emploi est néanmoins recommandable, car leur addition assure l'asepticité de l'eau employée.

8° Ecoulements d'eau et de sang.

Si les règles sont supprimées pendant la gros-

*sesse, le sont-elles d'une façon constante? Ne se pro-
duit-il pas à leur place des écoulements d'eau ou de
sang?*

Exceptionnellement les règles peuvent se produire
pendant les premiers mois de la grossesse, quelquefois même, bien que le fait soit très rare, pendant les
neuf mois de la grossesse.

On a signalé les cas curieux de femmes mieux réglées pendant leur grossesse qu'en dehors d'elle.

Mais ces faits constituent de véritables curiosités
pathologiques ; la règle qu'il faut retenir est que la
menstruation est supprimée pendant la grossesse.

D'une façon générale, les trois choses dont une
femme enceinte doit se méfier sont les suivantes :

1° douleurs dans le bas-ventre ;

2° des pertes de sang ;

3° des pertes de liquide.

Quant aux écoulements qui peuvent se produire
pendant le cours de la grossesse, on en distingue
trois variétés principales :

Les écoulements de sang ;

Les écoulements de muco-pus ;

Les écoulements de sérosité.

*Expliquez-nous ces mots un peu barbares pour
nous ?*

Par *muco-pus* on désigne un écoulement ressemblant à ce qu'on désigne vulgairement sous le nom
d'*humeur*. La couleur en est jaune ou jaune verdâtre. La consistance est plus ou moins gluante et
filante. La cause en est l'inflammation du vagin et
de l'utérus, c'est-à-dire la métrite et la vaginite.

Bien différent est l'écoulement de *sérosité*, c'est en
quelque sorte de l'eau, un peu jaunâtre, qui s'écoule,

par les organes génitaux. On appelle cet écoulement *hydrorrée*, par opposition à *leucorrée* qu'on réserve à l'écoulement précédent.

En cas d'hydrorrée c'est le liquide amniotique, dans lequel baigne l'enfant, qui s'écoule en dehors, soit en filtrant à travers les membranes, soit par un trou produit à leur niveau. Le même liquide peut être fourni par la sécrétion de la paroi utérine (endométrite séreuse).

Donc trois variétés d'écoulements : sang, leucorrée, hydrorrée. A quoi exposent ces écoulements ?

L'hydrorrée expose à la fausse couche quand les membranes sont rompues. Quand, au contraire, elles sont intactes, elle ne constitue qu'un simple ennui pour la femme.

Est-il facile de savoir, en cas d'hydrorrée, si les membranes sont intactes ou rompues ?

Non, ce diagnostic est habituellement très difficile, et le plus ordinairement l'accoucheur s'en tiendra à des probabilités. Quoi qu'il en soit, il fera le nécessaire pour prolonger la grossesse le plus longtemps possible, afin d'avoir un enfant viable.

En tout cas, toutes les fois qu'il y a hydrorrée, l'avis d'un médecin est indispensable ; c'est un état anormal qui réclame une direction médicale.

En est-il de même en cas de leucorrée ?

La leucorrée est beaucoup plus banale, au cours de la grossesse, que l'hydrorrée.

Comme il a été dit, cet écoulement indique qu'il y a de la vaginite ou de la métrite.

Son principal inconvénient est d'exposer l'enfant à l'ophtalmie au moment de la naissance.

En effet, en passant par le vagin ce pus s'inocule aux bords des paupières, et l'ophtalmie se produit par ce mécanisme.

Pour éviter cette complication, qui peut être très grave pour l'enfant et lui faire perdre les yeux, la mère devra prendre des injections vaginales antiseptiques pendant les deux derniers mois de la grossesse, ainsi qu'au moment de la naissance, et avoir soin de laver les paupières de l'enfant soit avec de l'eau-de-vie, soit avec une solution de nitrate d'argent à 1/200. Ce traitement préventif, quand il est bien fait, suffit à empêcher la production de l'ophtalmie.

Il vous reste à nous parler des écoulements de sang qui se produisent au cours de la grossesse ?

Tout écoulement de sang qui se produit pendant la grossesse est une menace de fausse couche tantôt légère, tantôt sérieuse.

En tout cas cette hémorragie, même minime, ne doit pas être négligée.

Son origine la plus habituelle, surtout dans les trois derniers mois de la grossesse, est le décollement du placenta, soit normalement inséré, soit fixé près de l'orifice utérin (placenta prævia).

Toutes les fois qu'une hémorragie se produit pendant la grossesse le médecin doit être consulté ; il se prononcera sur la gravité de ces écoulements et sur la conduite à tenir.

En général, cette conduite consiste à observer le repos au lit, à prendre des lavements de laudanum pour arrêter la contraction de l'utérus et pour empêcher les progrès du décollement du placenta, et enfin à recourir aux injections vaginales chaudes, de manière à resserrer le segment inférieur de l'utérus, qui est la source habituelle du sang. Ce resserrement comprime les vaisseaux qui fournissaient le sang et arrête aussi l'hémorragie.

Quand le médecin constate le placenta prævia, il applique le traitement nécessaire, c'est-à-dire : si l'hémorragie continue, — ou il rompra artificiellement la membrane, — ou il appliquera le tamponnement vaginal avec de la gaze iodoformée.

Négliger pareille hémorragie, c'est s'exposer à des accidents graves, c'est-à-dire à un écoulement de sang qui peut mettre en danger, non seulement les jours de l'enfant à naître, mais aussi ceux de la mère.

9° Hygiène de la grossesse.

En quoi la femme doit-elle modifier ses vêtements pendant la grossesse ?

Avant tout, l'usage des vêtements serrés doit être sérieusement évité ; la compression du ventre gêne le développement de l'utérus, expose à la fausse couche et aux difficultés de l'accouchement ; c'est dire combien sont imprudentes les jeunes mères qui, par un sentiment de coquetterie mal placé, veulent pendant les premiers temps dissimuler l'existence de la grossesse, en portant des vêtements serrés qui compriment le ventre et cachent l'augmentation de son volume.

Les vêtements seront d'ailleurs les mêmes qu'en dehors de la grossesse, sauf qu'ils seront plus amples, proportionnés au volume de l'abdomen ; le seul

vêtement spécial sera le corset de grossesse, qui est
à conseiller à partir du quatrième mois.

Ce corset (voir fig. 16), dont il existe plusieurs
modèles, ne doit avoir ni busc ni ressort, mais seu-

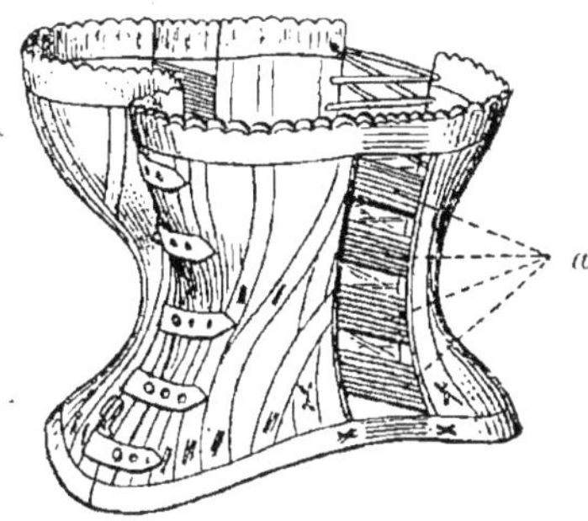

Fig. 16. — Corset de grossesse.
a, élastiques latéraux.

lement des baleines, et être suffisamment élastique
pour ne gêner ni le développement des seins, ni
celui de l'utérus.

Ce corset est tout à fait différent de celui que porte
la nourrice, et qui est fait, non en vue du ventre,
mais pour les seins, qui à ce moment demandent
des soins tout particuliers.

*Et avec le corset l'usage d'une ceinture spéciale
est-il nécessaire ?*

Quand la femme en est à son premier enfant, la
ceinture est en général inutile, parce que la paroi
abdominale est résistante ; mais à la seconde grossesse et aux suivantes, le port d'une ceinture sera
une excellente précaution, qui soulagera la femme
et permettra à la grossesse d'évoluer dans de meilleures conditions.

Et puisque j'en suis à cette question de la ceinture, qui préoccupe à juste titre la femme, et sur laquelle elle manque le plus ordinairement de renseignements précis, je vais la traiter complètement, vous disant ce que M. Auvard pense de la ceinture et de son meilleur modèle, non seulement pendant la grossesse, mais aussi pendant les suites de couches et, enfin, en dehors de la puerpéralité.

Pendant la grossesse une ceinture est donc utile quand la paroi du ventre est relâchée et, en général, à toute autre grossesse que la première.

On porte cette ceinture, alors que l'abdomen commence à grossir d'une façon sérieuse, c'est-à-dire à partir de trois ou quatre mois.

Comme ceinture de grossesse M. Auvard conseille une ceinture d'un seul morceau, en tissu élastique, se moulant exactement au corps, faite par conséquent sur mesure.

Cette ceinture se met en la passant par les membres inférieurs.

A mesure que le ventre grossit, le tissu élastique cédant par extension, la même ceinture se trouve être bonne du troisième mois de la grossesse à la fin.

En général les sous-cuisses sont inutiles. Cependant, chez certaines femmes dont les hanches sont fortes, ces sous-cuisses deviennent nécessaires, de même que dans certains cas l'addition des baleines, une de chaque côté, pour empêcher la ceinture de se replier sur elle-même.

Mais sous-cuisses et baleines ne seront ajoutés que si le besoin s'en fait sentir, et c'est l'exception.

En général la ceinture telle que la représente la figure 17 suffit.

Or, autant que possible, choisissons toujours ce

qu'il y a de moins compliqué. La complication est toujours un défaut, aussi bien en obstétrique qu'ailleurs.

Pour les *suites de couches* une ceinture est indis-

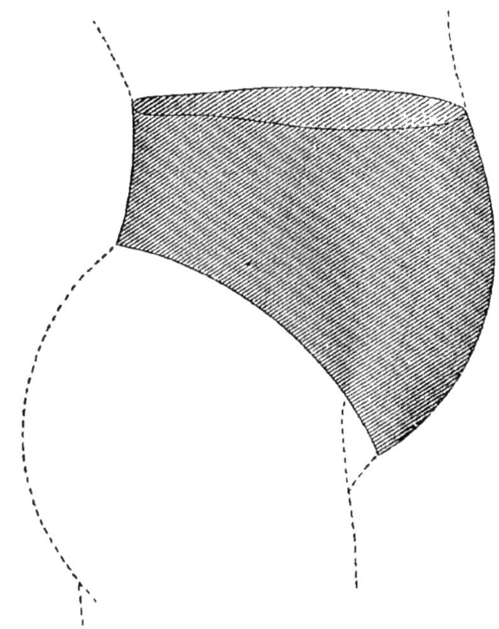

Fig. 17. — Ceinture-hamac.

pensable, aussi bien pour la primipare que pour la multipare.

La meilleure ceinture (fig. 18) est une bande de coutil, solide, mais souple, terminée en avant par une série de boucles, permettant de serrer tous les jours davantage, à mesure que se fait le retrait de l'utérus et aussi de tout le ventre.

Il est indispensable que cette ceinture soit maintenue en place par un dispositif spécial, sinon elle remontera toujours vers la taille, et ne sera d'aucune utilité pour la compression et le maintien du bas-ventre.

Pour la maintenir en place, on ne peut faire usage

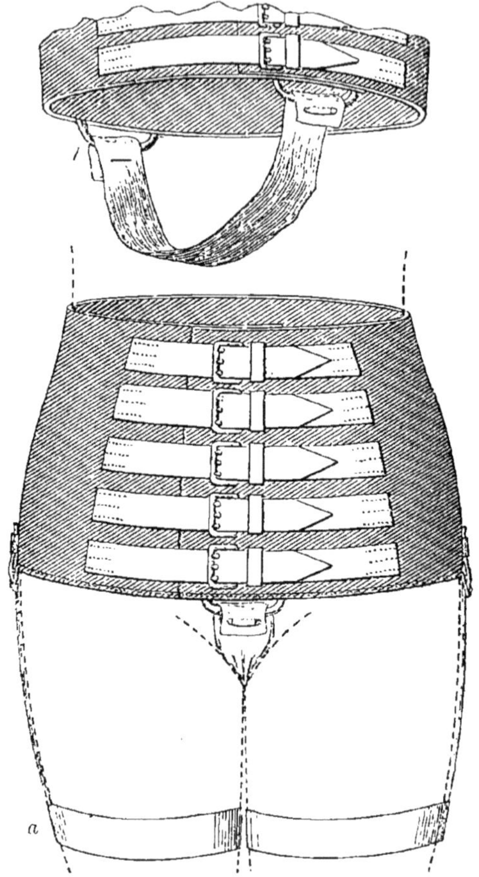

Fig. 18. — Ceintures à boucles.

a, jarretières fixant la ceinture. — b, ceinture vue d'en bas pour montrer le deuxième dispositif spécial pour la tenir en place.

de sous-cuisses, car ils baigneraient constamment dans les liquides qui à ce moment s'écoulent en abondance des organes génitaux.

Ils deviendraient ainsi une cause de septicémie.

Pour fixer la ceinture on peut faire usage de jarretières se fixant vers le milieu de la cuisse et reliées latéralement par un cordon ou une bande à la ceinture, qui, ainsi retenue comme le représente la figure (18 *a*), ne peut remonter et se trouve bien maintenue en place.

Au lieu de ce dispositif il est préférable d'employer le suivant (fig. 18 *b*) dont l'usage m'a paru supérieur à tout autre.

Un cordon est fixé en avant et en arrière de la ceinture.

Par ce cordon on passe et on fixe à l'aide d'une épingle de sûreté une serviette pas trop épaisse, qui sert à garnir la femme, et qui, tendant la ceinture de l'arrière à l'avant, l'empêche de remonter.

Cette serviette sera changée tous les jours ou même deux fois par jour.

Quand la femme se lève, elle continue à faire usage de la même ceinture, avec le même dispositif pour la maintenir en place.

L'usage de cette ceinture sera continué pendant les trois mois consécutifs à l'accouchement.

En dehors de la puerpéralité l'usage de la ceinture devient souvent utile, quand les parois abdominales ont été par exemple relâchées par des grossesses fréquentes, quand la femme est grosse, et que son ventre a besoin d'être maintenu.

Comme ceinture à porter dans ce but on peut conseiller une bande de tissu élastique, d'une seule pièce, comme la ceinture de grossesse, mais munie en arrière d'une couture, pour pouvoir de temps à autre, toutes les deux ou trois semaines, resserrer la ceinture.

Pendant la grossesse l'augmentation progressive du ventre rendrait ce resserrement inutile, mais ici le ventre est stationnaire, et le tissu s'élargit, de telle sorte que resserrer la ceinture devient une nécessité.

Cette ceinture sera munie à l'avant et de chaque côté d'une baleine pour empêcher la bande de se replier sur elle-même.

Enfin des sous-cuisses sont indispensables pour maintenir l'appareil en place.

Chez les femmes qui ne peuvent supporter les sous-cuisses on mettra une bande de toile, ou une serviette fine, qu'on disposera comme pour la ceinture des suites de couches.

Cette disposition sera adoptée d'une façon constante à l'époque des règles, et, quand les sous-cuisses sont mal supportés parce qu'ils irritent et coupent la peau, par exemple, l'usage de la serviette pourra être conseillé constamment. Le système est peut-être un peu compliqué pour le besoin de la femme qui chaque fois doit défaire la serviette, mais il a d'autre part l'avantage d'être très commode et de bien fixer la ceinture en place, ce qui n'est pas à dédaigner.

N'existe-t-il pas d'autres ceintures que celles dont vous venez de parler, pour les suites de couches ?

Si, il en existe d'autres ; on se contente souvent d'un simple bandage de corps en toile ou en flanelle, qu'on maintient serré autour du ventre à l'aide d'épingles de sûreté.

On emploie encore une ceinture en tricot, à mailles assez lâches, ouverte en avant et se terminant par des agrafes (voir fig. 19) qui se fixent dans les mailles mêmes du tricot. Cette ceinture, dite ceinture russe,

peut être serrée progressivement à mesure que le
ventre se rétracte.

D'autres modèles ont encore été conseillés dont il
est inutile de faire mention ici, mais la meilleure de

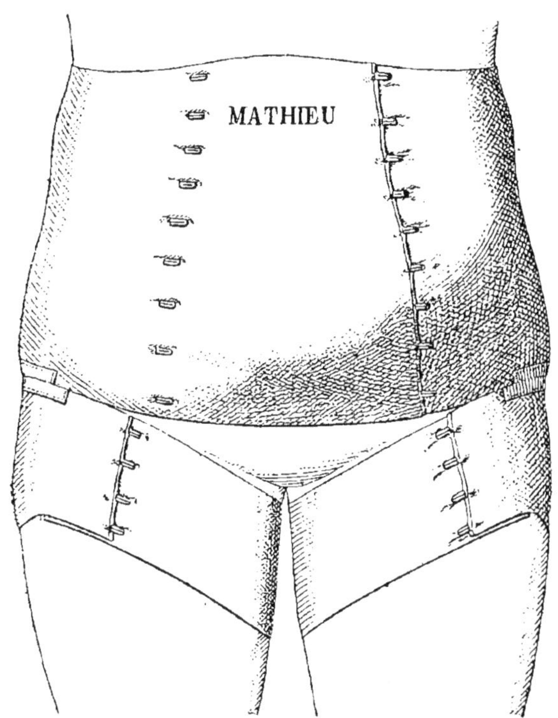

Fig. 19. — Ceinture en tricot avec agrafe, dite ceinture russe.

toutes est la ceinture à boucles dont il a été question
en premier lieu, ou, si l'on ne veut pas avoir recours
à elle, le simple bandage de corps de flanelle.

*Dans quelles proportions l'exercice est-il utile
pendant la grossesse?*

Toute fatigue excessive, les exercices violents :
équitation, bicyclette, danse, sont défavorables à la

grossesse ; il en est de même des longs voyages en chemin de fer ou sur mer ; certaines femmes peuvent cependant continuer à subir toutes sortes de fatigues sans inconvénient. — Un exercice modéré sera, par contre, salutaire, telle une promenade quotidienne de une à deux heures à pied ou en voiture.

A la femme enceinte qui demande en quelles proportions elle peut prendre de l'exercice, M. Auvard a l'habitude de répondre :

La fatigue est la meilleure limite de l'exercice ; tant que vous n'êtes pas fatiguée, vous pouvez aller ; mais aussitôt que la fatigue survient, reposez-vous et ne forcez jamais.

Y a-t-il certaines périodes de la grossesse où la femme doit redoubler de précautions ?

La fausse couche étant d'une façon générale plus fréquente pendant l'époque correspondant à la menstruation, c'est à ce moment que la femme enceinte doit surtout être prudente.

Est-il sans inconvénients de continuer la vie conjugale pendant la grossesse ?

Quand la grossesse est absolument normale, les relations conjugales peuvent être continuées sans inconvénients. S'il y a des douleurs abdominales ou écoulement du sang, elles devront être interrompues ; d'ailleurs, en pareil cas, l'avis direct de l'accoucheur est indispensable.

10° Hydrothérapie et injections.

L'hydrothérapie et les bains peuvent-ils être continués pendant la grossesse ?

Les bains de pied chauds, capables d'amener un flux rapide de sang vers les extrémités inférieures, sont mauvais.

L'hydrothérapie (douche en pluie et en jet sur la colonne vertébrale) pourra être continuée sans danger pendant la grossesse, si la femme a été soumise à ce traitement depuis un certain temps ; elle est même favorable à beaucoup de gestantes, de même que l'usage du tub ; mais il faut éviter de commencer cette médication pendant le cours même de la grossesse.

Les bains froids de rivière ou de mer seront sans inconvénients, si la grossesse est normale et la femme bien portante : craindre seulement la fatigue qui peut en résulter.

Les bains chauds sont généralement favorables à la condition d'être courts (un quart d'heure au maximum), d'être pris à la température de 30 à 35° et d'être répétés seulement tous les quinze jours ou au plus tous les huit jours ; toutefois, pendant le dernier mois de la grossesse, les bains fréquents répétés tous les six, quatre jours, ou même tous les deux jours, sont favorables, car ils assouplissent les tissus et facilitent l'accouchement.

Une femme enceinte peut-elle entreprendre une cure thermale ?

D'une façon générale, mieux vaudra s'en abstenir ; toutefois, si l'état de sa santé nécessite cette cure, la grossesse par elle-même ne constitue pas une contre-indication ; au contraire, elle peut être très heureusement influencée par son exécution.

Au point de vue des injections et des toilettes

génitales, quelle doit être la conduite pendant la grossesse ?

Les toilettes extérieures des organes génitaux sont également salutaires ; mais, même chez les femmes qui en ont l'habitude, les injections vaginales doivent être proscrites avant les quinze derniers jours ou le dernier mois de la grossesse, à cause des traumatismes que peut exercer sur l'utérus la mauvaise direction de la canule, ou le jet trop violent du liquide. — Ces injections toutefois seront nécessaires dans certains cas que saura apprécier l'accoucheur, quand il existe par exemple de la vaginite ; il faudra alors les prescrire pendant le dernier ou les deux derniers mois de la gestation.

Durant les quinze derniers jours ou le dernier mois de la grossesse, alors que l'accouchement prématuré n'est plus à craindre ou est sans importance, il est bon, au point de vue antiseptique, de faire prendre une injection quotidienne avec une solution de bichlorure de mercure à $\frac{1}{4000}$, ou si la femme tolère mal ce médicament, avec de l'acide phénique à $\frac{1}{100}$, du permanganate de potasse à $\frac{1}{2000}$ ou de l'acide borique à $\frac{4}{100}$. Il sera, de plus, nécessaire que le médecin ou la sage-femme pratiquent eux-mêmes, pendant ce laps de temps, un ou deux lavages complets du vagin, du col et de la vulve.

Est-il nécessaire que la femme enceinte se soumette à un examen médical, ou peut-elle sans inconvénient attendre pour cela le moment de l'accouchement ?

Pendant la grossesse, il est indispensable que la femme se soumette à un examen médical qui aura surtout un double but : d'abord de vérifier les dimensions du bassin, puis de reconnaître la position de l'enfant. — Dans le premier cas, un rétrécissement peut nécessiter un accouchement provoqué, et, dans le second, on arrive à modifier la position de l'enfant avant l'accouchement. — Omettre cette précaution, c'est donc s'exposer à un accouchement difficile par négligence ou par un sentiment de pudeur mal comprise.

QUATRIÈME PARTIE

ACCOUCHEMENT ET SES DIFFICULTÉS

ACCOUCHEMENT ET SES DIFFICULTÉS

SOMMAIRE

ACCOUCHEMENT ET SES DIFFICULTÉS

Nous ne vous demanderons pas ce qu'est l'accouchement, mais seulement comment vous le définissez ?

L'accouchement est l'expulsion de l'œuf (fœtus et annexe) hors de l'organisme maternel.

Il a lieu chez la femme après neuf mois de grossesse.

Il se divise en deux temps :

Premier temps : expulsion du fœtus ;

Deuxième temps : expulsion des annexes.

On donne encore à l'expulsion des annexes le nom de *délivrance*.

1° Accouchement. Ses phénomènes.

Quels sont les principaux phénomènes de l'accouchement ?

Ce sont :

1° Les douleurs causées par la contraction de la matrice ;

2° L'ouverture des organes génitaux pour laisser passer l'enfant ;

3° La formation de la poche des eaux ;

4° L'écoulement des glaires ;

5° *Chez l'enfant :* la bosse séro-sanguine ;

6° Les déformations osseuses.

Les contractions utérines sont-elles toujours douloureuses ?

Celles de la grossesse sont indolores, celles de l'accouchement sont presque toujours douloureuses. Cependant, il est quelques rares exceptions de femmes qui accouchent sans douleurs ; en tout cas, l'intensité de ces douleurs est très variable suivant les femmes, et l'on peut dire qu'il y a autant de variations dans les douleurs de l'enfantement, que dans le caractère même des femmes.

Quel est le résultat des contractions utérines ?

C'est d'amener l'ouverture des organes génitaux : en premier lieu, du col utérin, qui d'abord s'efface, puis se dilate, — ensuite, du vagin, et de la vulve.

C'est par cette ouverture temporaire que s'échappe l'enfant. Quand l'accouchement est terminé, tout se referme et reprend la configuration normale.

Cette ouverture s'accompagne de nombreuses petites déchirures, qui se cicatrisent pendant les suites des couches.

Qu'entend-on par poche des eaux ?

On désigne sous ce nom la partie des membranes, ordinairement distendue de liquide amniotique, qui se présente à l'entrée des organes génitaux, en avant du fœtus.

Quand elle se rompt, le liquide amniotique s'échappe au dehors, *la femme perd les eaux.*

Les glaires sont-elles constituées par le liquide amniotique ?

Partiellement. — Par glaires on entend le liquide de consistance sirupeuse, qui s'échappe des organes

génitaux pendant l'accouchement. Elles sont compo-
sées : par le liquide amniotique qui filtre à travers
la membrane, par les sécrétions de la surface génitale, et aussi par un peu de sang provenant de
l'utérus.

Qu'est-ce que la bosse séro-sanguine?

Par bosse séro-sanguine, on entend une infiltra-
tion de sérosité et de sang qui se fait sur la partie
de l'enfant qui se présente, — ordinairement la tête,
— et qui la déforme plus ou moins.

Quelle en est la cause ?

Ce sont les phénomènes de compression subis par
la tête au moment de l'accouchement.

Cette bosse a-t-elle quelque gravité?

Aucune ; elle disparaît spontanément, et sans laisser de traces, en trois ou quatre jours. Aucun traitement n'est nécessaire pour la faire disparaître.

*En est-il de même des déformations osseuses qui
se produisent pendant l'accouchement ?*

Exactement de même ; les déplacements causés par
la compression de la tête, disparaissent en quelques
jours et sans laisser de trace.

*Est ce que la bosse séro-sanguine et le déplace-
ment des os, dont il vient d'être question, peuvent
déformer la tête d'une façon très marquée?*

Oui, quand l'accouchement a été prolongé, la tête
peut être très déformée ; il suffit pour s'en rendre
compte de jeter les yeux sur les figures ci-jointes
(fig. 20, 21, 22, 23).

Ces déformations résultent à la fois et de la bosse séro-sanguine et des déplacements osseux.

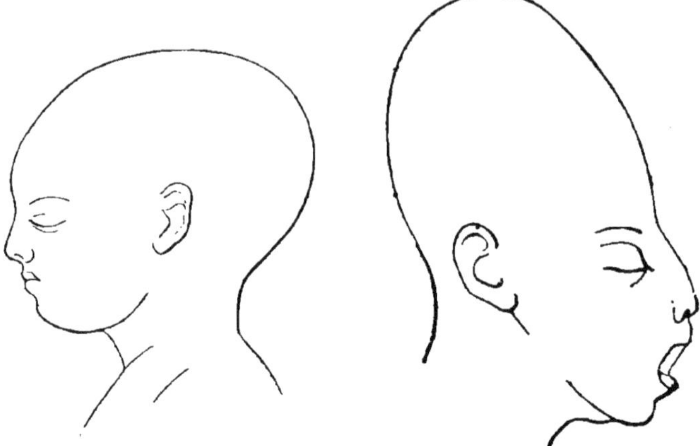

Fig. 20. — Forme de la tête à l'état normal.

Fig. 21. — Forme de la tête expulsée en présentation du sommet (Tarnier).

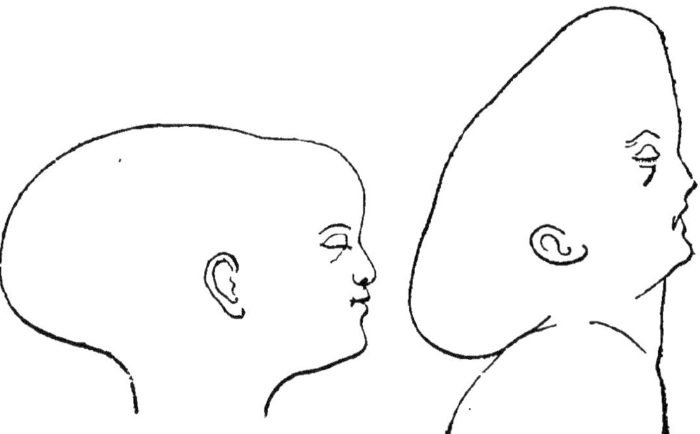

Fig. 22. — Forme de la tête expulsée en présentation de la face (Saxinger).

Fig. 23. — Forme de la tête expulsée en présentation du front (Tarnier).

Déformations osseuses.

Dès le lendemain de l'accouchement la déformation est déjà beaucoup moins prononcée, et au bout de trois jours, il n'en reste le plus souvent aucune trace.

La nature remet tout en état ; les massages, les frictions, les pommades, les applications de bandes et d'appareils divers qu'on a conseillés en pareil cas, sont totalement inutiles.

Ne rien faire, telle doit être la ligne de conduite absolue en pareil cas.

Vous avez dit, en commençant, que l'accouchement se composait de l'expulsion du fœtus, puis de celle des annexes, ou délivrance. Comment se fait cette délivrance ?

La délivrance se fait en général dans l'heure qui suit l'accouchement, ou mieux, la sortie de l'enfant.

Quand l'enfant est né, la femme éprouve, après les horribles douleurs qu'elle vient de subir, un moment de grand calme et de détente ; elle ne souffre plus et s'abandonne toute à la joie de sa nouvelle maternité.

Puis, après quelques minutes, surviennent de nouveau des tranchées utérines, très atténuées par rapport à celles de l'accouchement, mais qui sont cependant fort mal acceptées, car la femme est harassée de souffrir et réclame le calme à tout prix.

Plusieurs douleurs analogues se produisent à quelques minutes d'intervalle l'une do l'autre, du sang s'échappe par les organes génitaux, et bientôt la femme a la sensation de quelque chose qui va de nouveau sortir, — parfois elle croit que c'est un deuxième enfant.

C'est la masse formée par le placenta, le cordon, la membrane, auxquels s'adjoignent souvent des caillots de sang ; on donne souvent à cette masse, dans le langage ordinaire, le nom de *délivre*.

La femme pousse, et toute cette masse s'échappe au dehors à travers l'orifice des organes génitaux.

Tout est alors fini ; il n'y a plus qu'à faire la toilette, remettre le lit en état, et laisser la mère au calme dont elle a un si pressant besoin.

On s'occupe alors de l'enfant, pour achever sa toilette, pour l'habiller et le mettre dans son berceau.

La femme est dans son lit propre, l'enfant dans son berceau. L'accouchement est fini, les suites de couches commencent.

2° Préparatifs de l'accouchement.

Quels sont les préparatifs à faire en vue de l'accouchement?

Avoir un médecin ou une sage-femme.

Avoir une garde bien initiée aux détails de l'antisepsie.

Avoir une chambre aseptique, où il n'y aura eu antérieurement aucune maladie contagieuse, sinon on s'exposerait pendant les suites de couches à la septicémie puerpérale.

Pour l'accouchement on avait autrefois des lits spéciaux, ou encore des fauteuils plus ou moins compliqués ; à l'heure actuelle on accouche dans le lit ordinaire, en le préparant de la façon suivante (fig. 24) :

Au-dessus du matelas recouvert de son drap habituel, on placera un imperméable, toile cirée, caoutchouc ou tissu analogue ; au-dessus, un drap plié sur lui-même et recouvrant l'imperméable. Par-dessus cette première garniture on en place une seconde identique, mais au lieu d'une toile cirée on peut se contenter de journaux ou de papier d'emballage (noir d'un côté et gris de l'autre).

Cette seconde garniture sera enlevée après la

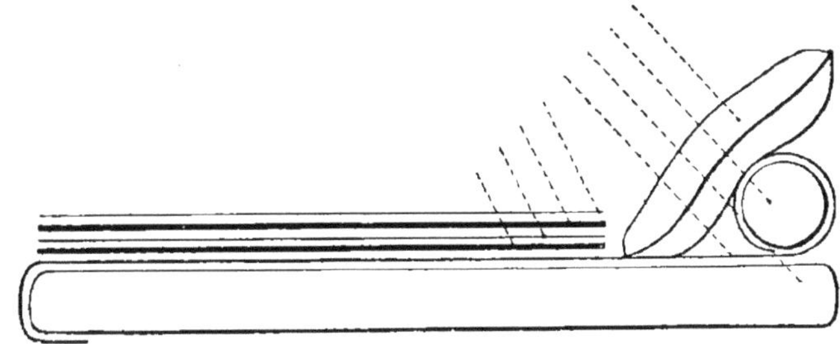

Fig. 24. — Lit préparé pour l'accouchement.

délivrance, et la première restera pendant les suites de couches, pour protéger le matelas contre les écoulements plus ou moins abondants qui peuvent avoir lieu à ce moment.

En outre, il faut préparer des *médicaments* et *objets de pansement* (prescrits par le médecin), à savoir :

A. *Médicaments* :

1° Paquets :

    Bichlorure de mercure . . . . 0 gr. 25
    Acide tartrique. . . . . 1 —
    Solution de carmin d'indigo à 5 p. 100. . II gouttes.

pour un paquet.
En faire vingt semblables.

2° Solution :

        Acide phénique. . . . . 250 grammes.
        Alcool 250   —
        Essence de thym . . . . . . X gouttes.

A mettre une cuillerée à soupe par litre d'eau tiède pour injection vaginale.

3° Vaseline boriquée à 4 p. 100, — 50 grammes.

4° Ergot de seigle sous forme de poudre ou de solution pour injection sous-cutanée.

5° Chloroforme, en tubes scellés de 30 grammes, deux ou trois tubes.

6° Une grande bande de gaze iodoformée à tamponnement génital (en cas d'hémorragie).

7° Coton hydrophile, 1 kilogramme.

B. *Objets divers.*

1° Un injecteur vaginal en métal émaillé avec canule métallique (modèle Auvard).

2° Un bassin rond en faïence (pour miction et garderobe).

3° Un bassin ovale en métal émaillé (pour permettre la toilette au lit).

4° Un imperméable (caoutchouc ou toile cirée) pour garnir le lit (donner les dimensions du lit).

5° Une ceinture pour suites de couches : ceinture russe (fig. 19) ou ceinture à boucles (fig. 18).

6° Une baignoire pour l'enfant.

7° Une balance pèse-bébé.

8° Berceau-moïse et layette.

9° Une table, ou panier-toilette, pour l'enfant.

Dans toute l'énumération de ce qui est nécessaire pour l'accouchement, vous ne parlez pas de la layette de l'enfant; nous aimerions cependant à connaître de quoi elle se compose exactement?

Je n'aborde rien ici de ce qui concerne l'enfant, le sujet sortant du cadre de notre livre, réservé à la femme. Ces questions se trouvent largement traitées dans des livres spéciaux, notamment le livre du Dr Auvard, « Le Nouveau-né ».

3° Médecin et sage-femme.

Quel est le rôle du médecin ou de la sage-femme pendant l'accouchement ?

Il surveille la marche de l'accouchement, en auscultant l'enfant, pour savoir si les bruits de son cœur sont normaux ; il pratique l'examen digital de la mère pour se rendre compte des progrès de l'ouverture génitale.

Au moment de la sortie de l'enfant, il le soutient pour éviter les déchirures.

Après sa naissance, il lie et coupe le cordon pour séparer l'enfant de sa mère. Pour cette ligature, certains médecins ne lient que le haut du cordon, qui reste attenant à l'enfant, d'autres font deux ligatures, l'une sur le bout maternel, l'autre sur le bout fœtal. Ce point n'a qu'une importance relative.

Puis il procède à la délivrance, c'est-à-dire il surveille la sortie du placenta et des enveloppes de l'œuf en l'aidant.

S'il survient à un moment quelconque une complication, il intervient en se conformant aux préceptes de l'art obstétrical.

Dans tous les soins dont ils entourent la parturiente, le médecin et la sage-femme doivent se soumettre aux détails de l'antisepsie la plus rigoureuse, car l'inobservance des soins antiseptiques peut être la source de la fièvre puerpérale, qui devient facilement une maladie grave, voire même mortelle.

4° Opérations obstétricales.

Jusqu'à présent vous n'avez parlé que de l'accouchement normal, qu'il s'agisse de la sortie de l'enfant ou de celle du délivre ; voudriez-vous maintenant nous donner une idée des **difficultés** *et* **complications** *qui peuvent surgir à ce moment, avec un aperçu de la conduite à tenir en pareil cas ?*

Parfaitement, mais avant de vous parler des difficultés et complications possibles, il est utile de vous dire, en quelques mots, quelles sont les ressources que possède l'accoucheur pour terminer les accouchements difficiles, *dystociques*, comme on dit en langage scientifique. Il faut que vous sachiez ce qu'on entend par : *version, forceps, extraction manuelle, expulsion provoquée, symphyséotomie, accouchement forcé, embryotomie, opération césarienne.*

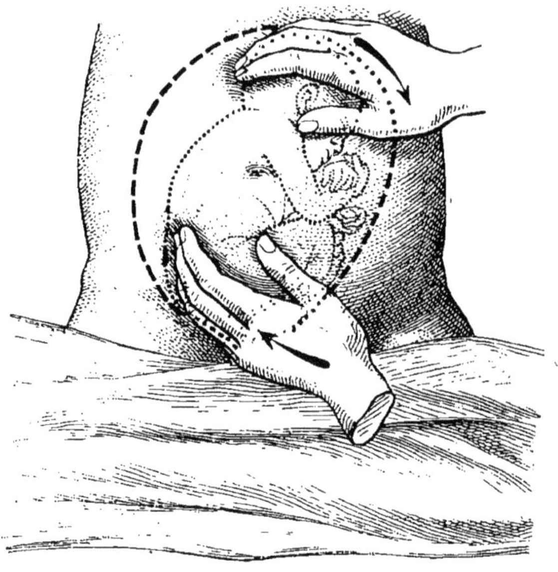

Fig. 25. — Version par manœuvres externes.

Ce sujet nous intéresse vivement, car, entendant souvent ces mots prononcés autour de nous, notre désir est de connaître leur signification exacte. Dites-nous d'abord ce que c'est que la version ?

Quand un enfant se présente mal au moment

l'accouchement, on le retourne, pour qu'il se présente bien ; ce retournement constitue la *version*.

Cette opération se fait : soit en introduisant une main dans l'intérieur de l'utérus, et on l'appelle

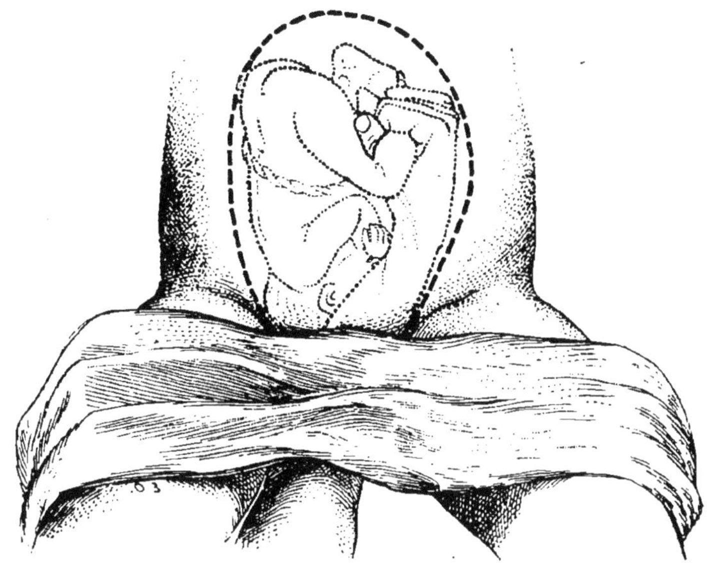

Fig. 26. — Version par manœuvres internes.

version par manœuvres internes, soit en agissant avec la main à travers la paroi abdominale, c'est alors la *version par manœuvres externes*. Quand on combine les deux opérations qui précèdent, on a la *version par manœuvres mixtes*.

D'où trois variétés de version :

la version par manœuvres externes ;

la version par manœuvres mixtes ;

la version par manœuvres internes.

Dans quels cas fait-on cette opération ?

On la fait pendant la grossesse (version par manœuvres externes) quand il y a une présentation du siège ou de l'épaule, pour amener une présentation du sommet, la plus favorable à l'accouchement.

On la fait pendant le travail (version par manœuvres externes, mixtes, ou internes, suivant le cas) quand il y a une présentation de l'épaule, car, si on ne retournait pas l'enfant en pareil cas, l'accouchement resterait impossible, et la femme succomberait sans pouvoir être délivrée.

Cette opération est-elle douloureuse ?

La version par manœuvres externes n'est pas douloureuse, car elle consiste en simples pressions faites sur la paroi abdominale.

La version par manœuvres mixtes ou internes est plus douloureuse, car elle nécessite l'introduction de la main dans l'intérieur des organes génitaux, mais, en général, on la fait sous chloroforme, ce qui vaut bien mieux à tous égards, et pour éviter les douleurs à la parturiente, et pour faciliter la tâche de l'opérateur, qui agit bien plus facilement sur un sujet endormi.

Il n'y a que l'absence d'aide suffisante ou l'existence de conditions spéciales, telles que maladie de cœur, anémie profonde, qui puissent empêcher l'anesthésie; mais le Dr Auvard y a, en pareil cas, presque toujours recours ; les exceptions sont rares.

La version est-elle dangereuse pour la mère et pour l'enfant ?

La version par manœuvres externes n'est dangereuse ni pour la mère ni pour l'enfant.

Quant aux versions par manœuvres mixtes ou internes, elles ne sont dangereuses pour la mère que quand on les fait alors qu'elles sont contre-indiquées. Si, par exemple, l'enfant n'est plus assez mobile pour être retourné, quand on force et qu'on agit avec trop d'énergie, on déchire l'utérus, — accident des plus graves pour la mère.

Le résultat pour l'enfant dépend surtout de l'habileté de l'opérateur ; quand l'opération est bien faite, on sauve le plus souvent l'enfant.

Conclusion : lorsque l'opération est bien faite, et dans les conditions voulues, elle est sans danger pour la mère et pour l'enfant ; elle ne devient dangereuse que si elle est faite intempestivement, ou si elle est mal exécutée.

Parlez-nous maintenant du forceps ?

Le forceps est une grande pince avec laquelle on saisit la tête, ou, exceptionnellement, le siège de l'enfant, pour l'attirer au dehors.

Les deux branches de cette pince se séparent, pour pouvoir être introduites séparément ; on les réunit après leur introduction.

Mais cet instrument, qu'on emploie si souvent, à en juger par le ouï-dire, doit être terriblement douloureux pour la femme, et dangeureux pour l'enfant ?

C'est une erreur. Bien appliqué, il est à peine douloureux pour la femme, car on le glisse le long de ses organes sans les contusionner ; ce qui est douloureux pour elle, c'est l'extraction de l'enfant ; mais ici ce n'est pas le forceps qui est pour la mère la cause de la douleur, c'est le volume même de l'enfant : si on retirait le forceps sans amener l'enfant, la mère, en effet, ne souffrirait pas.

Quant au danger pour l'enfant, il est nul, pourvu qu'on se serve d'un bon forceps, et qu'on l'applique bien. Le pis que l'instrument puisse faire, c'est de laisser sur la tête des marques de pression qui

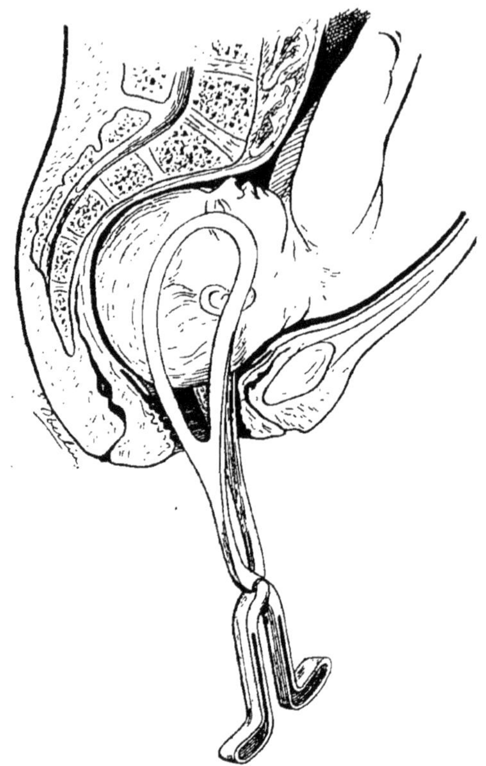

Fig. 27. — Forceps.

disparaissent complètement et sans laisser de traces au bout de quelques jours.

S'il est si peu douloureux pour la femme on peut en faire usage sans chloroforme ?

Oui, et nombre de médecins agissent ainsi.

Pour sa part, le Dr Auvard l'applique presque toujours, et toutes les fois qu'il le peut, sous chloroforme, — non pour éviter à la parturiente les souffrances du forceps, qui seraient peu de chose, mais celles de l'accouchement lui-même, douleurs d'autant plus aiguës et pénibles en pareil cas, que, sous l'action du forceps, la sortie de l'enfant se fait rapidement, et qu'en quelques minutes la femme doit subir toute la douleur, qui, dans les conditions normales, se répartit, avec intermittences, sur une longueur de temps beaucoup plus considérable..

Les sages-femmes peuvent-elles se servir du forceps ?

Non, la loi ne leur confère pas ce droit.

Elles peuvent, d'après la loi, faire toutes les opérations où l'on ne fait usage que des mains, la version par exemple, mais aussitôt qu'un instrument devient nécessaire, elles n'ont plus le droit d'agir et doivent faire appeler un médecin.

Je n'ignore pas que certaines sages-femmes font usage du forceps, mais c'est illégal. et elles s'exposent à être condamnées.

Pourquoi ne pas leur laisser l'usage d'un instrument qui rend, d'après votre dire, de si grands services, et qui constitue une découverte vraiment merveilleuse, quoique bien simple en apparence ?

Parce que, si l'usage du forceps est bon, l'abus conduit à des conséquences déplorables, telles, qu'entre certaines mains ses méfaits dépassent de beaucoup les services qu'il rend.

Comment cela? Expliquez-vous, sans quoi vous allez nous inspirer la terreur de cet instrument?

Le forceps est excellent quand on l'applique *à la*

dilatation complète, c'est-à-dire quand les organes génitaux sont assez ouverts pour laisser passer, sans déchirures, l'enfant.

Mais si on l'applique avant cette dilatation complète, — comme avec cet instrument on possède une force considérable, — on peut quand même, en tirant assez fort, terminer l'accouchement, mais c'est en déchirant la mère et en blessant l'enfant.

En pareil cas, on produit des désordres difficilement réparables.

Or, mettez cet instrument entre les mains de personnes insuffisamment instruites, ou pas assez consciencieuses, et vous observerez les méfaits en question.

Autrement dit, le forceps est merveilleux entre de bonnes mains, il est terrible entre de mauvaises mains. Evitez à tout prix de le confier à ces mauvaises mains, ce qui aurait lieu si on le laissait à la libre disposition des sages-femmes, car, pour quelques-unes qui en feraient bon usage, il y en aurait nombre qui en mésuseraient au détriment de l'humanité.

Après le forceps vous deviez nous dire ce qu'est l'extraction manuelle ?

Le nom même indique la chose : *extraction manuelle*, ou *par la main*. C'est l'extraction de l'enfant en tirant dessus à l'aide des mains.

Pour que cette extraction soit possible, il faut qu'il se présente par une partie du corps que la main puisse saisir, par exemple par les pieds, ainsi que cela arrive dans la présentation du siège, quand les jambes ne sont pas relevées en l'air.

On saisit un ou les deux pieds, et, en tirant dessus, on termine l'accouchement.

Autrement dit, si l'enfant se présente par la tête,
— on le saisit avec le forceps; si par les pieds, —
avec les mains : extraction instrumentale dans le
premier cas, et manuelle dans le second ; c'est toujours une extraction, seulement on saisit l'enfant
comme on peut. Dans le premier cas un instrument
est indispensable, tandis que les mains suffisent
dans le second.

*C'est là une opération bien simple, puisqu'il n'y
a qu'à saisir l'enfant et tirer dessus? Tout le monde
doit être capable de cette opération ?*

C'est une erreur. Il ne suffit pas, en effet, de s'atte-
ler à l'enfant et de tirer dessus, comme un cheval à
une voiture. — En tirant, il faut savoir dégager successivement toutes les parties de l'enfant, notamment
les membres supérieurs et la tête, et ce dégagement
demande une science profonde des lois de l'accouchement.

Si on tire bien, l'extraction est en général facile ; si
on tire mal, les bras se relèvent, la tête s'accroche,
l'enfant succombe, et souvent on ne peut achever de
l'extraire.

Je dirai presque qu'il faut plus d'habileté pour
bien faire une extraction manuelle, que pour bien se
servir du forceps, au moins dans les cas faciles.

Vous voyez donc combien vous étiez dans le faux,
et combien en médecine il faut se garder de juger
uniquement d'après les apparences.

Parlez-nous d'une autre opération ?
J'en suis à l'*expulsion provoquée*.
L'expulsion provoquée s'appelle *avortement pro-
voqué*, quand elle a lieu dans les six premiers mois

9.

de la grossesse, et *accouchement provoqué*, dans les trois derniers mois.

Ne confondez pas l'*accouchement provoqué* avec l'*accouchement forcé*, dont il sera question un peu plus loin ; vous verrez que c'est tout à fait différent.

Cette opération se définit d'elle-même ; elle consiste à amener, par une intervention spéciale, l'expulsion du contenu utérin.

Dans quels cas a-t-on recours à cette opération ?

On y a recours dans les cas de rétrécissement du bassin, quand l'enfant est trop gros, quand la grossesse met en danger l'existence de la femme, et qu'on peut la sauver en interrompant le cours de la grossesse.

Comment la fait-on ?

Il existe de très nombreux moyens, trop nombreux même, car s'il y en a tant, c'est qu'aucun d'eux n'est infaillible.

On a conseillé de prendre certains médicaments, tels que l'ergot de seigle, l'if, la rue, la sabine, la quinine, et bien d'autres ; mais leur action est trop variable.

On a encore conseillé l'électricité, le massage, les bains chauds ou froids, les sinapismes ; l'action de ces divers moyens est également trop inconstante.

Nous arrivons maintenant à tous les moyens qui s'adressent directement à l'utérus, tels les tampons et les ballons vaginaux, la douche sur le col utérin, l'éponge préparée ou la laminaire dans le col ; l'introduction dans l'utérus d'une sonde en caoutchouc, d'une pince, d'un ballon en caoutchouc, enfin la perforation des membranes à l'aide d'un trocart.

Au lieu de nous indiquer tant de moyens, nous préférerions que vous nous disiez les deux ou trois auxquels on a habituellement recours ?

Chaque accoucheur a à cet égard ses préférences, je vais vous exposer celles de M. Auvard.

Il commence à appliquer dans le col une laminaire, sorte de petite tige en bois que l'humidité fait grossir, de telle sorte qu'introduite du volume d'un manche de porte-plume, elle est extraite, après vingt-quatre heures, grosse comme l'index.

Après la laminaire, il met l'éponge préparée qui agit de même, mais qui donne un volume plus marqué.

Souvent la laminaire, ou après elle l'éponge, suffit pour amener l'expulsion, et alors l'opération s'arrête là.

Sinon, M. Auvard met dans l'utérus, ainsi ouvert, un ballon qu'il gonfle avec du liquide, et il change ce ballon toutes les douze ou vingt-quatre heures, jusqu'à ce que l'expulsion se produise.

En somme : laminaire, éponge préparée, ballon, telle est l'échelle des moyens qu'on applique, s'arrêtant aussitôt que l'expulsion s'est produite.

Cette opération est-elle dangereuse pour la mère ?

Elle n'est pas dangereuse quand elle est faite avec toutes les précautions d'antisepsie nécessaires, sinon elle peut être très périlleuse.

Sont-ce les mêmes moyens qu'on emploie pour les avortements clandestins ?

A peu près ; pour ces avortements on introduit, le

plus souvent, un corps étranger jusque dans l'utérus.

Seulement, quand le corps n'est pas introduit par une main exercée, il peut blesser l'utérus, et s'il y a une blessure, ou une perforation de l'utérus, la mort de la femme sera la conséquence habituelle.

Perforation interne, septicémie, hémorragie, tels sont les trois graves accidents, souvent mortels, auxquels expose l'avortement clandestin, accidents qui ne se produiront pas avec l'expulsion, provoquée médicalement, par une main exercée et habituée à l'antisepsie. Quant à l'hémorragie, qui peut se produire en pareil cas, un tamponnement bien fait en viendra à bout.

Il vous reste à nous parler, pour en avoir fini avec ce sujet, de la symphyséotomie, de l'accouchement forcé, de l'embryotomie et enfin de l'opération césarienne ?

Oui, et en ceci je serai plus bref, car ces opérations sont moins courantes que les précédentes.

La *symphyséotomie* est une opération qui a pour but d'ouvrir l'articulation qui est à l'avant du bassin, de manière à permettre, quand le passage osseux est trop étroit, un élargissement de ce passage.

La figure 28 rend compte de ce qui se passe en pareil cas, et de l'élargissement qu'on peut obtenir.

C'est une opération qui, bien faite, est peu dangereuse pour la vie de l'enfant.

L'accouchement forcé consiste à extraire l'enfant, alors que la dilatation n'est pas complète, — qu'on fasse cette extraction avec les mains ou avec le forceps, suivant la présentation. J'ai déjà dit à propos de forceps combien ce genre d'accouchement était dangereux pour la mère, à cause des déchirures auxquelles il expose. Aussi est-ce là une opération à laquelle on n'a guère recours que lorsque la mère est mourante, lorsqu'on veut terminer l'accouchement, pour sauver la vie de l'enfant.

Des deux opérations dont il me reste à vous parler,

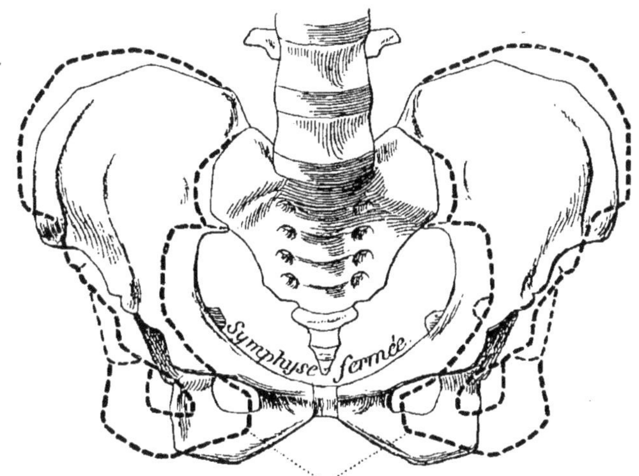

Fig. 28. — Symphyséotomie.

l'*embryotomie* et l'*opération césarienne*, la première consiste à broyer l'enfant, pour pouvoir l'extraire plus facilement, et la seconde, à ouvrir le ventre de la mère, pour extraire l'enfant vivant par cette ouverture artificielle.

Est-ce que l'embryotomie se fait avec un enfant vivant?

Autrefois, et il n'y a que quelques années, on faisait souvent l'embryotomie avec un enfant vivant.

Depuis, grâce à la symphyséotomie, qu'on ne pratiquait pas alors, et à l'opération césarienne, qu'on fait maintenant avec de bien meilleurs résultats pour la mère, qu'autrefois, l'embryotomie ne se fait guère que sur un enfant mort.

Les cas où l'on aura à faire l'embryotomie sur un

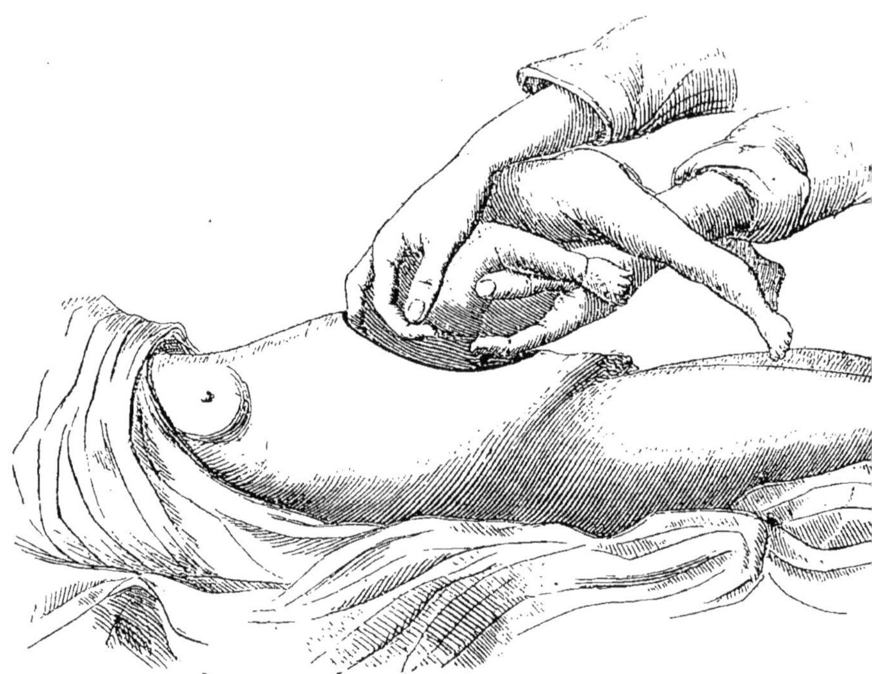

Fig. 29. — Opération césarienne.

enfant vivant, deviennent de plus en plus rares, et, avec les progrès de l'obstétrique, il y a lieu d'espérer qu'ils disparaîtront complètement.

Au point de vue religieux, ne peut-on pas, quand on doit faire l'embryotomie sur l'enfant vivant, le baptiser avant de le sacrifier ?

Oui, on peut donner le *baptême intra-utérin*. Ce baptême peut être donné non seulement dans les circonstances actuelles, mais toutes les fois qu'on a des craintes pour la vie de l'enfant, au cours d'une intervention obstétricale.

Pour que le baptême intra-utérin soit possible, il faut qu'on puisse porter *directement*[1] sur une partie de l'enfant, de préférence la tête, de l'eau simple ou même bénite, en prononçant la formule en usage, soit en latin, soit en français :

Si tu en es capable, je te confère le sacrement du baptéme, au nom du Père, du Fils et du Saint-Esprit.

Il est nécessaire, pour que le baptême soit valable, que celui qui le confère appartienne à la religion chrétienne, mais il n'est pas indispensable qu'il soit croyant et pratiquant.

Dans quels cas fait-on l'opération césarienne ?

On la fait quand le passage est trop étroit pour laisser passer l'enfant, ou quand, la mère étant sur le point de succomber, on veut sauver l'enfant en l'extrayant rapidement du sein maternel.

Dans le premier cas, l'opération césarienne a comme succédané la symphyséotomie, qui élargit le passage rétréci, et dans le second elle a l'accouchement forcé.

La symphyséotomie devra être préférée à l'opération césarienne, car elle est bien moins dangereuse pour la mère ; tandis que la mortalité après la symphyséotomie est à peu près nulle pour la mère, celle après l'opération césarienne est encore de 10 p. 100

---

[1] Il faut donc que les membranes soient rompues, sans quoi on sera séparé de l'enfant par elles.

environ ; — mais la symphyséotomie n'est possible qu'avec un passage osseux déjà assez large. S'il est trop étroit, l'opération ne donnera pas un élargissement suffisant pour permettre le passage de l'enfant.

Quant à l'accouchement forcé, il sera également préférable à l'opération césarienne, parce qu'il est d'abord plus facile à faire, puis, dans le cas où l'état de la mère n'est grave qu'en apparence, si la mère se rétablit, on pourra la sauver bien plus facilement après l'accouchement forcé qu'après l'opération césarienne.

Donc l'opération césarienne n'est, dans tous les cas, qu'un pis-aller, auquel on ne se résoudra que quand on ne pourra faire autrement, et il en sera ainsi tant que les progrès de la chirurgie n'en auront pas fait une opération absolument bénigne pour la mère, — c'est-à-dire ne donnant plus qu'une mortalité à peu près nulle.

A propos des opérations obstétricales nous avons souvent parlé du chloroforme et vous en paraissez un chaud partisan, qu'en pensez-vous pour les accouchements normaux ?

Je pense que si je devais avoir un enfant, j'insisterais pour qu'on me donne du chloroforme. J'ai souvent entendu dire au Dr Auvard que s'il était femme et s'il devait accoucher, il demanderait à son médecin la promesse formelle de lui donner du chloroforme pendant son accouchement.

Et je ne parle ici que du chloroforme à la reine, c'est-à-dire des inhalations légères qu'on fait au moment même des douleurs, sans amener la perte de connaissance.

Je sais que ces inhalations agissent très différemment suivant les sujets, que, très efficaces avec celui-ci, elles le sont relativement peu avec celui-là. N'empêche qu'elles soulagent toujours un peu ou beaucoup.

Vive donc le chloroforme pendant l'accouchement !

Et puisque nous en sommes aux médicaments, êtes-vous aussi partisan de l'ergot de seigle pendant l'accouchement ? on dit qu'il hâte la terminaison de l'accouchement.

Quant à ce médicament, non, je n'en suis pas partisan ; après l'accouchement, quand il n'y a plus rien dans l'utérus, oui, mais pendant l'accouchement, jamais. D'ailleurs tous les accoucheurs de la génération actuelle y ont renoncé ; en ce moment ils ne s'en servent que pour les hémorragies consécutives à la délivrance ; en tout cas on n'en fera jamais prendre à la parturiente tant qu'elle n'est pas délivrée.

5° Difficultés et complications de l'accouchement.

Ne devez-vous pas nous parler maintenant des accouchements difficiles ?

Oui, et je commence par les accouchements gémellaires.

Les cas où il y a plusieurs enfants, — on en compte jusqu'à cinq dans l'espèce humaine, — ne sont pas très rares. La science n'admet pas plus de cinq, le supérieur entrerait dans le domaine de la fable.

Voici des chiffres qui vous renseigneront sur leur fréquence :

Deux jumeaux : 1 sur 90 accouchements.
Trois jumeaux : 1 sur 8 000 accouchements.
Quatre jumeaux : 1 sur 400 000 accouchements.
Cinq jumeaux : une dizaine de cas connus.

La proportion des accouchements gémellaires ne varie-t-elle pas aussi avec les pays ?

Oui, voici encore des chiffres qui répondront à votre question :

En France, on compte 1/92, c'est-à-dire 1 accouchement gémellaire sur 92 accouchements.

En Allemagne on compte 1/84, c'est-à-dire 1 accouchement gémellaire sur 84 accouchements.

En Angleterre on compte 1/63, c'est-à-dire 1 accouchement gémellaire sur 63 accouchements.

En Belgique, on compte 1/61, c'est-à-dire 1 accouchement gémellaire sur 61 accouchements.

En Irlande, on compte 1/58, c'est-à-dire 1 accouchement gémellaire sur 58 accouchements.

En Bohême, on compte 1/50, c'est-à-dire 1 accouchement gémellaire sur 50 accouchements.

La Bohême a donc presque deux fois plus d'accouchements gémellaires que la France, qui semble être le pays le plus pauvre à cet égard, comme en tout ce qui concerne la facilité de reproduction.

Quand il y a deux enfants, comment sont-ils placés dans l'utérus ?

Ils sont en général placés l'un à côté de l'autre, ainsi que l'indique la figure 30, l'un ayant la tête en bas et l'autre la tête en haut. Quelquefois ils ont tous les deux la tête en bas ou la tête en haut. Il y a encore d'autres dispositions, mais beaucoup plus rares.

Tantôt ils sont enfermés dans deux poches distinctes, tantôt au contraire ils sont dans une poche commune.

Le plus communément ils sont du même sexe.

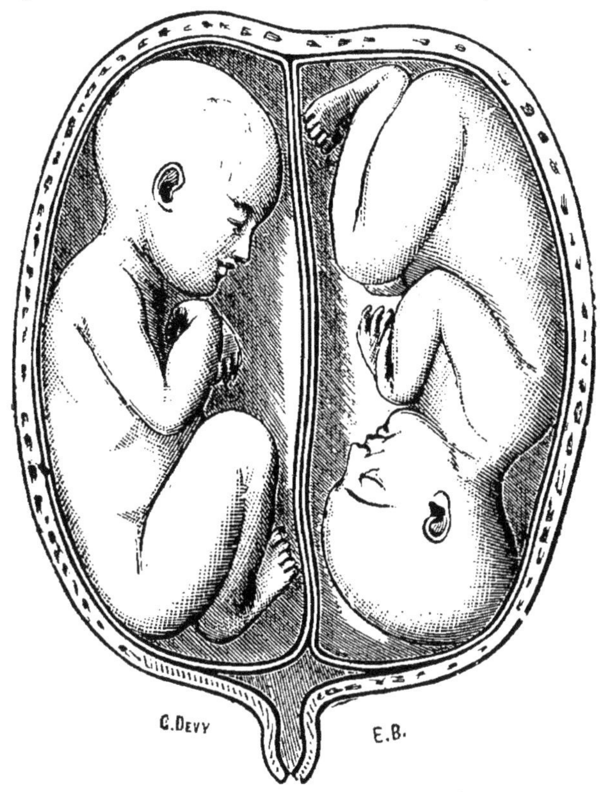

Fig. 30. — Grossesse gémellaire.

Est-ce qu'on peut reconnaître la gémellité pendant la grossesse ?

Le plus souvent, oui. Par le palper, on sent deux enfants, et par l'auscultation, on entend deux cœurs.

A partir de quelle période de la grossesse ce diagnostic devient-il possible ?

En général, pendant les trois derniers mois de la

grossesse. D'ailleurs plus la grossesse est avancée, plus en général le diagnostic est facile.

Peut-on aussi pendant la grossesse se prononcer sur l'existence de trois enfants ?

Oui, on le peut. Mais ces cas, étant très rares, constituent une véritable curiosité de diagnostic. M. Auvard n'a vu dans sa carrière qu'un accouchement trigémellaire et on avait avant l'accouchement soupçonné l'existence des trois enfants. Je dis *on*, car le fait se passait à la Maternité, où ils étaient plusieurs à examiner la parturiente.

Qu'est-ce qui conduit à penser à l'existence d'une grossesse gémellaire ?

C'est, d'une part, la fréquence et l'abondance de mouvements fœtaux que perçoit la femme ; suivant son expression, lorsqu'il s'agit d'une femme qui a déjà l'expérience de grossesses antérieures, elle « sent remuer beaucoup plus que d'habitude » ; et ce serait surtout le volume du ventre qui, à la même période, est beaucoup plus gros qu'avec une grossesse simple.

Toutefois, à l'égard du volume, il ne faut pas oublier que plus une femme a d'enfants, plus son ventre est relativement gros.

D'autre part, il n'y a pas que la gémellité qui augmente le volume du ventre : l'*hydramnios*, c'est-à-dire l'excès de quantité du liquide amniotique, et l'*exagération du volume de l'enfant*, aboutissent au même résultat.

Aussi, de ce que le volume du ventre est exagéré, ne faut-il pas se hâter de conclure, ainsi que le font nombre de femmes, à l'existence de jumeaux.

Comment l'accouchement se fait-il quand il y a des jumeaux ?

Le premier enfant naît comme s'il s'agissait d'une grossesse simple ; — le second enfant naît, en général, de un quart d'heure à une demi-heure après le premier, — et, enfin, la délivrance se fait après la naissance du deuxième enfant.

Il y a, pour ainsi dire, deux accouchements successifs, suivis d'une seule délivrance.

N'y a-t-il pas de difficultés d'accouchement qui proviennent de la présence de deux enfants ?

Oui, l'accident le plus habituel en pareil cas est l'accouchement des deux enfants, comme celui représenté par la figure 31. L'accoucheur saura faire le nécessaire pour empêcher cet accouchement et pour y remédier s'il y a lieu.

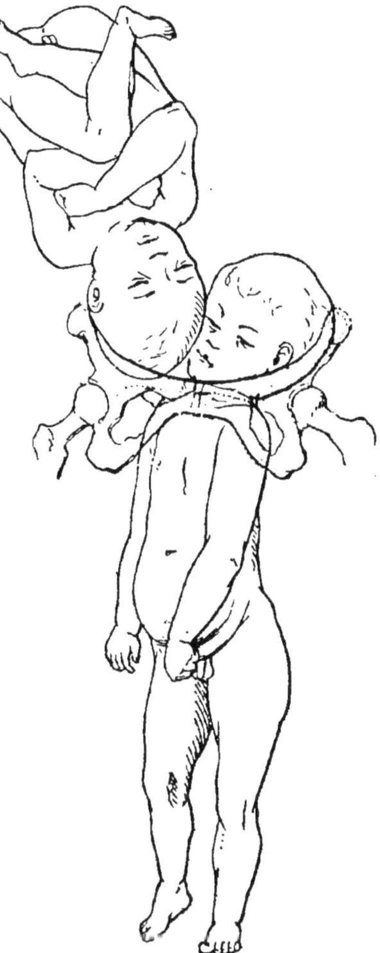

Fig. 31. — Accrochement céphalique des fœtus.

cher cet accouchement et pour y remédier s'il y a lieu.

En tout cas, quand il y a gémellité, l'accouchement pouvant être plus difficile, il y a lieu de le confier à une personne très experte en l'art obstétrical.

Des deux enfants qui viennent au monde dans un accouchement gémellaire, quel est l'aîné ?

L'ancienne jurisprudence admettait que l'aîné était celui qui venait le second, car on pensait qu'étant le plus profond il avait été le premier formé ; ce qui d'ailleurs n'était pas exact, car la conception de jumeaux est en général simultanée, et, quand elle est successive, la position ne saurait indiquer quel est le plus récemment conçu.

La jurisprudence actuelle, beaucoup plus positive, admet que l'aîné est celui qui vient le premier au monde. Pour elle, en d'autres termes, ce n'est pas la conception qui constitue l'aînesse, mais la *naissance*, et c'est tout à fait rationnel ; la vie date en effet du moment où l'enfant est détaché de sa mère ; le plus vieux est donc bien le premier-né, c'est à lui que revient de droit l'aînesse.

Quand on prévoit un accouchement gémellaire, y a-t-il des précautions spéciales à prendre ?

Je ne vous dirai pas qu'il faut se munir de deux berceaux et de deux layettes, vous me renverriez à La Palisse.

La précaution à prendre c'est de s'assurer le concours d'un médecin ou d'une sage-femme expérimentés, à cause des difficultés possibles.

Quant aux précautions à prendre pendant l'accouchement lui-même, le seul qu'il faille mentionner spécialement, c'est la nécessité de lier les deux bouts du cordon du premier enfant, de façon à ce que le bout maternel du cordon ne reste pas libre, car si la circulation des deux enfants communique, le sang de l'enfant à naître pourrait s'échapper par le cordon coupé du premier enfant.

Parmi les accidents de l'accouchement, la mort de l'enfant est-elle des plus fréquentes?

Heureusement non, c'est un accident relativement assez rare.

« Mort réelle et apparente », définissez-nous bien la différence ?

La *mort réelle* est celle où l'enfant ne peut plus, par aucun moyen, être rappelé à la vie, et la *mort apparente*, celle, au contraire, où l'on peut faire revivre l'enfant.

Quelles sont les causes de la mort de l'enfant ?

Il y en a plus de cent, et je n'essaierai pas ici de vous les exposer, vous ne me suivriez pas dans un exposé aussi long et souvent fastidieux, mais ce qui vous intéressera davantage, c'est de savoir à quoi on distingue la mort apparente, et par quels moyens on peut ramener l'enfant à la vie.

Certainement. Comment pouvez-vous en effet savoir si la mort est apparente ou réelle ?

On établit ce diagnostic en examinant le cœur de l'enfant :

La respiration ne se fait pas, — c'est en cela même que consiste la mort apparente, — mais le cœur bat et, en mettant la main sur la région du cœur, on sent très nettement les pulsations.

Quand le cœur bat, la mort n'est qu'apparente ; quand il ne bat plus, elle est réelle.

Mais n'y a-t-il pas des cas où les pulsations car-

diaques étant très faibles, vous pouvez avoir de la peine à vous prononcer à leur égard?

Oui, ces cas existent, et quand il y a doute, on doit se comporter comme si ces pulsations existaient, car il vaut mieux essayer de ranimer un enfant réellement mort, que d'abandonner pour mort un enfant dont la cessation de vie n'est qu'apparente.

Comment ranimez-vous l'enfant en état de mort apparente?

Les moyens préconisés à cet effet sont très nombreux.

L'énumération suivante vous en donnera une idée: saignée du cordon ; — électricité ; — massage ; — frictions simples ou à l'alcool ; — bains chauds ; — bains froids ; — sinapismes ; — pointes de feu ; — application de corps chauds; — traction de la langue avec une pince ; — injection sous-cutanée d'éther ; — flagellation.

Aucun de ces moyens ne vaut la *respiration artificielle*, et pour le nouveau-né, aussi bien que pour l'adulte, c'est à elle qu'on doit accorder la préférence.

Chez l'adulte on la fait en imprimant aux bras des mouvements spéciaux ; pour le nouveau-né on peut employer des procédés analogues ; plusieurs ont été décrits, mais aucun ne vaut pour lui l'insufflation au moyen du *tube laryngien.*

En résumé, aussitôt qu'on est en présence d'un nouveau-né en état de mort apparente, sans hésitation, faire l'insufflation avec le tube laryngien.

Comment est fait ce tube, et comment s'en sert-on ?

Mieux qu'une description, la figure 32 vous fera

comprendre ce qu'est ce tube. Cette figure représente

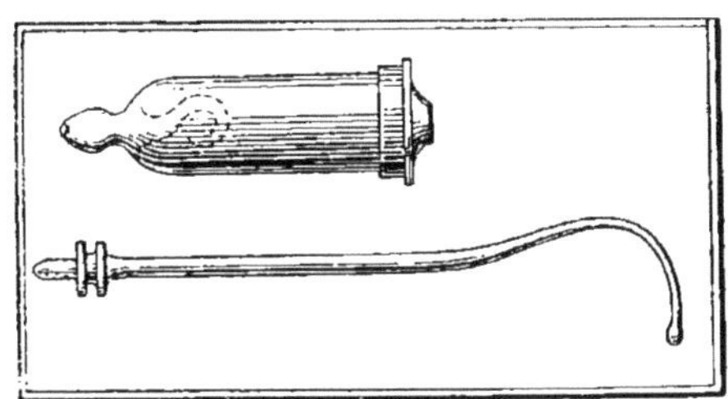

Fig. 32. — Insufflateur Auvard démonté.

le tube que le D\u02b3 Auvard a inventé et dont il fait
habituellement usage.

On introduit l'extrémité de ce tube (voir fig. 33)

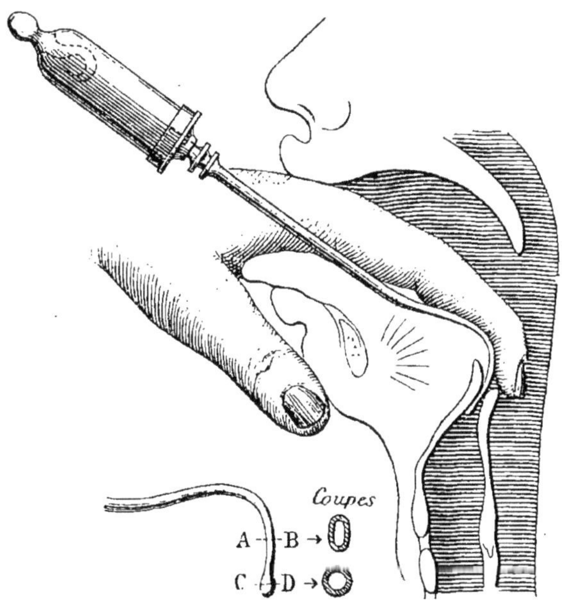

Fig. 33. — Insufflateur Auvard appliqué.

dans le larynx de l'enfant, en guidant l'extrémité avec
l'indicateur gauche ; ce même indicateur maintient
l'instrument en place et bouche l'entrée du larynx.

Pour bien faire l'insufflation, il faut commencer par aspirer les mucosités qui sont dans les voies respiratoires de l'enfant, car ces mucosités gênent la circulation de l'air.

Pour cette aspiration, et pour éviter qu'elles n'arrivent dans la bouche de l'opérateur, ce qui est fort désagréable et répugnant, — et pour n'être en certains cas exposé à la transmission des maladies, de la syphilis par exemple, — on applique sur le tube une petite cloche dont le dispositif permet d'aspirer les mucosités, sans qu'elles parviennent jusqu'à la bouche de l'insufflateur.

Aussitôt ces mucosités enlevées, et par conséquent les voies respiratoires étant libres, on insuffle directement avec la bouche, appliquée sur le tube, une quantité d'air suffisante pour bien gonfler la poitrine, puis on élargit la bouche et l'air s'échappe par le tube, l'expiration se faisant naturellement.

On continue ainsi d'une façon intermittente et régulière, en faisant une insufflation toutes les quatre ou cinq secondes environ ; inutile d'aller plus vite.

On voit alors, si on réussit, l'enfant reprendre des couleurs, les pulsations cardiaques devenir plus énergiques, bientôt il fait seul et de temps à autre un mouvement d'inspiration... Puis ces mouvements deviennent de plus en plus fréquents... Bientôt enfin il respire seul régulièrement, et enfin il crie et pleure.

Ne vaut-il pas mieux pour l'insufflation se servir d'une poire en caoutchouc qu'on applique sur le tube ?

Non, cette poire ne vaut pas la bouche. Elle insuffle toujours le même air, sans le renouveler. Elle n'a pas une action assez puisssante pour aspirer les mucosités. Son invention constitue donc un progrès à rebours.

Pendant combien de temps faut-il faire la respiration artificielle ?

Voici, à l'égard de la respiration artificielle, la règle complète de conduite de M. Auvard :

Toutes les fois que les battements sont perceptibles, la mort n'est qu'apparente, et il faut faire la respiration artificielle. — On se comporte de même s'il y a doute sur l'existence des battements cardiaques. — Les battements sont-ils nuls, on essaiera l'insufflation pendant une demi-heure environ, et, si après ce temps aucun battement ne peut être senti, on aura le droit de conclure à la mort réelle.

L'éclampsie est-elle plutôt une complication de la grossesse, ou au contraire de l'accouchement ?

Elle peut survenir à une période quelconque de la puerpéralité : grossesse, accouchement ou post-partum, mais c'est surtout au moment de l'accouchement qu'on l'observe de préférence.

En quoi consiste cette maladie qu'on dit terrible ?

Elle est caractérisée par des *accès de convulsions* de quelques minutes de durée.

Dans l'intervalle des accès, tantôt la femme reste privée de connaissance, tantôt au contraire elle revient plus ou moins complètement à elle.

Quand il y a guérison, les accès s'espacent de plus en plus, la connaissance revient alors qu'elle était perdue, et l'état normal se rétablit ainsi.

Quand au contraire il y a dénouement fatal, les crises deviennent de plus en plus fréquentes, la perte de connaissance est complète, il y a, suivant l'expression consacrée, *coma,* et la mort se produit dans ce coma progressif, par cessation de la circulation et de la respiration.

Quelle est donc la nature de cette maladie ?

C'est un empoisonnement du sang, seulement on ignore la nature exacte du poison ; les uns pensent que ce sont les éléments de l'urine qui, n'étant plus enlevés par les reins, restent dans le sang et sont la cause de l'empoisonnement ; les autres croient à l'existence de microbes remplissant le même rôle.

Tout ce qu'on sait, c'est que, dans cette maladie, tantôt le foie, tantôt le rein, tantôt les deux réunis, fonctionnent mal, et on conclut, à juste titre, que l'empoisonnement provient de cette insuffisance de fonctionnement.

En tout cas, au point de vue pratique, on craindra l'éclosion de cette maladie toutes les fois que l'albuminurie, pour le rein, et l'ictère, pour le foie, feront prévoir une insuffisance de fonctionnement.

Que faut-il faire quand on craint l'éclosion de l'éclampsie ?

Il faut de suite mettre la femme au *régime lacté absolu,* favoriser le fonctionnement du rein par des diurétiques et celui du foie par des purgatifs.

Donner de grands bains, frictionner la peau, maintenir la femme au chaud, et, quand surviendra l'accouchement, le terminer, ainsi que la délivrance, le plus vite possible.

Est-ce qu'il se produit souvent des déchirures de

l'utérus, du vagin ou de la vulve au moment de l'accouchement ?

Autant sont fréquentes les petites déchirures de la vulve, du vagin et du col utérin, autant, heureusement, sont rares celles du corps de l'utérus, qu'on désigne plus habituellement sous le nom de rupture utérine.

Les premières sont sans gravité pour l'existence de la femme ; les secondes, au contraire, constituent un accident des plus sérieux, entraînant le plus souvent la mort à sa suite.

Les petites déchirures de la vulve, du vagin et du col résultent, le plus habituellement, du passage de l'enfant, qui, trop volumineux pour le canal qu'il traverse, le déchire pour pouvoir le franchir.

Quant aux ruptures utérines, elles se font par deux mécanismes principaux : tantôt elles résultent de l'introduction maladroite d'un instrument ou de la main dans la cavité utérine, tantôt elles se forment spontanément, quand l'utérus se contracte trop énergiquement sur un fœtus que, à cause d'un obstacle quelconque, il n'arrive pas à expulser.

Que se passe-t-il quand l'utérus se déchire ainsi ?

Au milieu d'un accouchement très douloureux les souffrances cessent tout à coup, — calme trompeur, — qui, loin d'être d'un heureux augure, est du plus fâcheux pronostic :

Rapidement, en effet, la femme pâlit, elle a tendance à se touver mal ; on ne tarde pas à s'apercevoir que la situation est grave.

C'est que, sous l'influence du choc produit par la déchirure, et de l'hémorragie, il y a menace de mort,

10.

et la mort surviendrait, en effet, si l'accoucheur ne faisait pas le nécessaire pour sauver la femme.

Mais je n'insiste pas davantage sur cet accident, qui est heureusement très rare, et qui ne se produit pour ainsi dire jamais, sous la direction d'un accoucheur instruit et consciencieux.

Vous nous rassurez en nous montrant combien cet accident est rare ; vous dites par contre que les petites déchirures du canal génital sont très fréquentes. Quels sont leurs dangers et conséquences ?

Oui, elles sont si fréquentes qu'on peut les considérer comme la règle à la suite du premier accouchement, et comme existant très souvent après les accouchements subséquents.

Ce ne sont souvent, il est vrai, que de petites plaies de quelques millimètres, presque des égratignures.

Ces plaies exposent aux hémorragies au moment de leur production, à la septicémie pendant les suites de couches, à la chute de la matrice quand elles portent sur le périnée, et enfin, quand elles atteignent le rectum, à la production de fistules.

Nous comprenons l'hémorragie, là une artère peut être ouverte, la septicémie, car toute plaie y expose, mais expliquez-nous comment ces plaies peuvent amener la chute de l'utérus ou des fistules ?

En vous parlant des déviations utérines, je vous montrerai que le périnée maintient l'utérus en place. Aussi, quand le périnée est déchiré, l'utérus n'est plus maintenu en place, il descend, arrive au voisinage de l'orifice vulvaire, et parfois sort au dehors.

Voilà le mécanisme par lequel les déchirures du

périnée conduisent au prolapsus utérin, et c'est pour cela qu'il est très important de recoudre, après l'accouchement, toutes les déchirures du périnée.

C'est là une petite opération qui est, momentanément, très désagréable à la femme, mais qui pour la suite lui évite beaucoup d'ennuis.

Loin de refuser cette couture qu'on leur propose après l'accouchement, les femmes, si elles comprenaient bien l'intérêt de leur santé, devraient la réclamer, mais il paraît qu'aucune femme n'en comprend l'importance, car, ainsi que j'ai entendu dire M. Auvard, il n'a jamais vu encore d'accouchée demandant qu'on lui recouse le périnée, alors qu'il est déchiré.

Vous ne nous avez pas expliqué la production des fistules ?

La fistule est une communication anormale entre deux organes voisins, par exemple entre le rectum et le vagin, ou encore entre la vessie et le vagin.

Quand cette communication existe, les matières fécales ou l'urine, suivant l'organe intéressé, sont constamment versées dans le vagin et s'échappent au dehors par l'orifice vulvaire, sans que la femme puisse, par la volonté, s'opposer à cette incontinence.

La fistule se produit quand la déchirure a complètement détruit la cloison qui sépare les deux organes contigus. La cicatrisation qui se fait laisse un orifice de communication, qui persistera tant qu'on ne le fermera pas à l'aide d'une opération chirurgicale.

Il faut, pour qu'il y ait production de fistule, une déchirure relativement très importante. Aussi est-ce une conséquence très rare de l'accouchement.

Avec un bon accoucheur, ou une sage-femme attentive, jamais pareil accident n'est à craindre.

6° Bassins viciés.

Quel sujet allez-vous maintenant aborder ?
Celui du *bassin vicié*.

Qu'est-ce qu'un bassin vicié ?
On entend par là les bassins rétrécis ; il y a bien

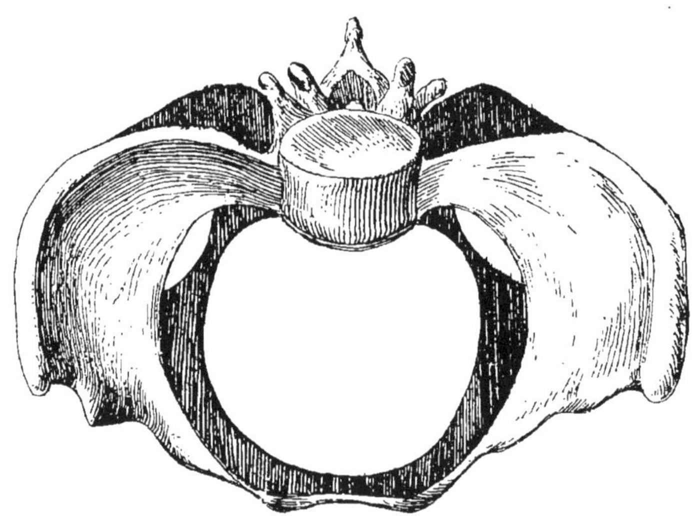

Fig. 34. — Bassin osseux normal.

encore d'autres viciations, mais d'importance bien moindre, et que nous pouvons ici laisser de côté.

Expliquez-nous ce qu'on entend par bassin rétréci ?
Le bassin se compose de quatre os (fig. 34).
En arrière le sacrum et le coccyx, que termine inférieurement la colonne vertébrale, et de chaque côté les os iliaques.

Le sacrum et les deux os iliaques forment une véritable ceinture osseuse, au centre de laquelle se trouve un canal.

C'est ce canal qui, capitonné de tissus mous, doit

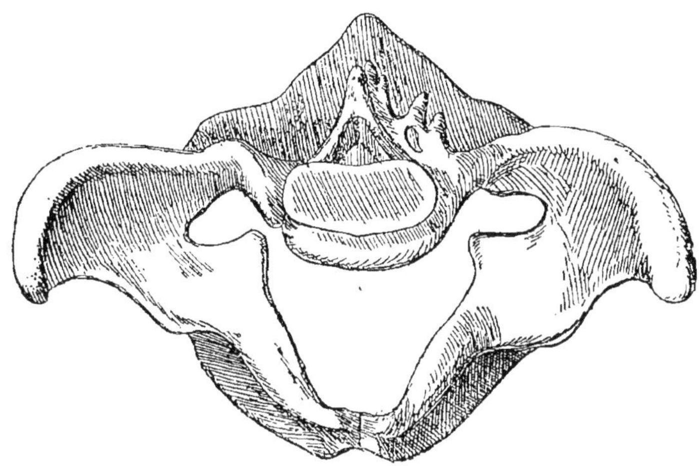

Fig. 35. — Bassin rétréci.

livrer passage à l'enfant au moment de l'accouchement.

Supposez qu'un des os se déforme, ou se déplace par rapport à ses voisins (fig. 35), — le canal change de dimensions, il se rétrécit, et l'enfant aura de la peine à passer, ou même ne pourra plus passer du tout. Tel est le bassin rétréci.

Quelle est la cause du rétrécissement du bassin ?
Il y a plusieurs causes.

Les principales sont : le rachitisme, l'ostéomalacie, les maladies des articulations du bassin, les déviations de la colonne vertébrale, les altérations des membres inférieurs, les fractures du bassin, et les tumeurs des os pelviens.

Parmi ces causes il doit y en avoir de plus importantes les unes que les autres ?

Oui, la plus importante est le *rachitisme.*

Qu'est-ce que le rachitisme ?

Le rachitisme est un ramollissement des os qui survient dans le jeune âge, en général vers un à deux ans, qui dure pendant plusieurs mois et qui a pour conséquence des déviations de divers os, notamment ceux des membres inférieurs et du bassin.

Cette maladie oblige les enfants à garder le lit pendant plusieurs mois consécutifs.

C'est ce qui explique pourquoi les accoucheurs demandent toujours s'il n'y a pas eu de maladies dans le jeune âge. En posant cette question ils pensent à la possibilité du rachitisme.

Mais ne peut-on pas reconnaître l'existence de cette maladie sans le renseignement en question ?

Si, on le peut par l'examen du squelette. Quand on trouve des déformations des os, notamment des membres inférieurs, — jambes plus ou moins tordues, — et que ces déformations ne dépendent pas d'une autre maladie, le diagnostic ne saurait guère faire de doutes.

Comment vous y prenez-vous pour savoir si un bassin est normal ou vicié ?

On l'examine avec le doigt en pratiquant le toucher vaginal.

Quand le bassin est normal on ne peut, avec l'extrémité du doigt, atteindre le promontoire, c'est-à-dire la partie supérieure du sacrum, qui fait une saillie au moment de joindre la colonne vertébrale.

Lorsque au contraire il est rétréci, ce promontoire devient accessible, et il est en général d'autant plus accessible que la viciation est plus accentuée.

Pouvez-vous avec le doigt mesurer le degré du rétrécissement du bassin ?

Oui, on le peut. On mesure avec le doigt la distance qui sépare le promontoire du pubis, et, par un calcul bien simple, dont le détail vous importe peu, on arrive à connaître quel est le diamètre du bassin d'arrière en avant.

C'est presque toujours ce diamètre qui est atteint dans le rétrécissement du bassin.

Ne vous consulte-t-on pas quelquefois avant le mariage : une mère, par exemple, ne vous amène-t-elle pas sa fille, pour savoir si sa conformation est normale, et pour savoir si elle peut se marier sans danger au point de vue de la maternité ?

Oui, nous sommes assez souvent consultés pour des cas de ce genre, quand la jeune fille présente une difformité quelconque qui fait redouter un rétrécissement du bassin.

Pouvez-vous répondre en pareil cas à la question qu'on vous pose ?

Oui, nous le pouvons.

Mais comment faites-vous ? chez la jeune fille vous ne pouvez pas pratiquer le toucher vaginal, l'hymen vous en empêche. Alors comment ?

Quelquefois l'hymen est assez lâche et large pour permettre le toucher vaginal, et, quand nous ne pouvons recourir à cet examen, nous faisons le toucher rectal, par l'anus ; bien qu'il nous donne des renseignements moins précis que le toucher vaginal, ce toucher rectal nous permet cependant de reconnaître la conformation du bassin, et de répondre sciemment à la question qu'on nous pose.

Si vous trouvez un rétrécissement du bassin, vous opposez-vous au mariage projeté ?

Nous n'avons pas à nous opposer, ou non, au mariage, nous répondons seulement à la question suivante : *Cette jeune fille peut-elle ou non accoucher dans des conditions normales ?*

Si le bassin est légèrement rétréci, nous disons que l'accouchement à terme sera vraisemblablement possible, mais qu'il pourra présenter des difficultés, — difficultés qu'un accoucheur habile pourra surmonter.

Si le bassin est notablement rétréci, nous montrons que l'accouchement à terme sera très dangereux, qu'il nécessitera vraisemblablement des opérations sérieuses, telles que la symphyséotomie, l'embryotomie, — parfois aussi l'opération césarienne, à moins qu'on n'ait recours à l'accouchement provoqué, alors qu'il est suffisant comme intervention.

La mère est ainsi renseignée sur le sort qui attend sa fille en cas de maternité; c'est à elle à prendre une décision en conséquence et à savoir, en pareil cas, si elle condamnera sa fille au célibat, ou la laissera affronter les périls du mariage.

Arrive-t-il que le fiancé, sachant qu'on vous a consulté pour sa future femme, vienne également vous demander conseil pour savoir s'il doit donner suite aux projets de mariage ?

Cela arrive quelquefois. Mais, en pareil cas, nous

sommes liés par le secret professionnel, et nous n'avons rien à répondre au fiancé qui vient nous demander conseil, sinon, que nous n'avons rien à lui dire, — à moins que nous n'y soyons spécialement autorisé par la mère de la jeune fille.

Dans ce cas encore préférerons-nous parler en présence de la mère elle-même, afin qu'on ne dénature pas le sens de nos paroles, et qu'on ne nous prête pas des assertions que nous n'avons jamais eues dans l'esprit.

Quand une femme mariée vient vous demander conseil pour savoir si elle peut sans danger avoir des enfants, — êtes-vous à même de la renseigner d'une façon précise, et n'avez-vous aucune objection à lui faire ?

L'examen que nous pratiquons du bassin à l'aide du doigt nous renseigne en général d'une façon très nette sur le pronostic d'un accouchement.

Si la femme est enceinte et que l'accouchement doive présenter des dangers, nous atténuerons la vérité pour ne pas l'alarmer et la placer dans de mauvaises conditions morales pour affronter les difficultés en perspective ; si elle n'est pas enceinte, nous n'avons aucune raison pour ne pas lui dire toute la vérité, car cette femme a le droit de nous demander les dangers auxquels elle s'expose en affrontant la maternité, et nous n'avons aucune raison valable pour ne pas lui exposer la situation dans toute sa vérité.

Quelle conduite tenez-vous auprès d'une gestante dont le bassin est rétréci ?

A cet égard on peut diviser le bassin rétréci en trois catégories :

Le *peu rétréci* qui mesure de 9 à 11 centimètres ;

Le *moyennement rétréci* qui mesure de 9 à 5 centimètres ;

Le *très rétréci* qui mesure de 5 à 0 centimètre.

Avec le *peu rétréci* on se conduit comme si le bassin était normal, on laisse la grossesse arriver à terme. L'accouchement se termine spontanément, ou, s'il y a lieu, on l'aide avec les mains ou le forceps (extraction manuelle ou instrumentale).

Avec le *moyennement rétréci* nous avons l'alternative de l'*accouchement provoqué* ou de la *symphyséotomie*. Ce sera à l'accoucheur de décider soit seul, soit après consultation, à quelle conduite il se résoudra ; s'il n'est consulté qu'au moment de l'accouchement, cette alternative n'existe plus, il n'a qu'à choisir entre la symphyséotomie et l'embryotomie ; il préférera la symphyséotomie si l'enfant est vivant, et l'embryotomie, s'il est mort.

Avec le *très rétréci*, on ne peut avoir un enfant vivant que grâce à l'opération césarienne.

Si la femme est au début de la grossesse, on aura le choix entre l'opération césarienne et l'avortement provoqué. Si elle est au moment de l'accouchement, il n'y a d'autre ressource que l'opération césarienne.

Dans la première alternative, c'est surtout la femme qui décidera si elle veut, pour sauver son enfant, courir les risques de l'opération césarienne, ou au contraire, si elle préfère ne pas les courir, en se débarrassant de sa grossesse par l'avortement provoqué.

L'avortement en pareil cas, qu'on ne décide d'ailleurs qu'après consultation de plusieurs médecins, ne saurait en rien être comparé avec l'avortement criminel. Dans l'avortement criminel on supprime une grossesse uniquement pour le bon plaisir de la femme, ou d'une autre personne compromise. Ici c'est pour sauver l'existence de la femme, qu'on fait l'avortement; c'est une existence en voie de formation qu'on sacrifie, pour en sauver une autre. L'avortement qui s'appuie sur un pareil motif ne saurait en aucun cas être tenu pour criminel.

7° Accidents de la délivrance.

Vous ne nous avez pas encore parlé des accidents de la délivrance, n'est-ce pas là cependant une des questions les plus importantes de l'obstétrique ?

Oui, c'est là en effet une des questions les plus importantes de l'obstétrique ; mais chaque chose en son temps.

Quels peuvent être ces accidents ?
La rétention des annexes ;
l'hémorragie ;
les deux combinés.
D'où trois variétés d'accidents. Je ne vous parle pas des syncopes, convulsions, accès nerveux, qui peuvent survenir ici comme en tout autre moment, et qui n'ont rien de spécial quand ils coïncident avec la délivrance, je ne vous parlerai que des accidents propres à la délivrance, au nombre de trois, comme je viens de vous le dire.

Rétention des annexes, c'est vraisemblablement le placenta qui reste dans l'utérus?
C'est en effet le placenta, en totalité ou en partie, ou encore les membranes, avec ou sans le placenta.
La rétention peut porter sur toute la délivrance ou sur une partie seulement.

Qu'est-ce qui amène cette rétention ?

C'est ou l'adhérence du placenta et des membranes, ou la rétraction trop rapide de l'orifice utérin qui emprisonne le contenu.

Peut-on facilement empêcher cette rétention ?

Oui, il suffit après l'accouchement de surveiller l'accouchée, et, si on voit que l'orifice de l'utérus se referme sans que la délivrance soit faite, on introduit la main pour enlever tout le délivre. En somme, cette rétention ne se produit jamais avec un médecin soigneux, car il saura intervenir à temps pour l'empêcher.

Peut-elle avoir de graves conséquences ?

Certainement, car ces annexes ont la plus grande chance de se putréfier dans l'intérieur de l'utérus et de devenir ainsi l'origine d'une septicémie des plus graves ; ou encore, elles peuvent à un moment quelconque amener une hémorragie abondante, capable d'être mortelle, si on ne la combat pas à temps par des moyens appropriés.

Comment remédie-t-on à cet accident ?

On dilate l'orifice utérin avec une laminaire, une éponge préparée et un ballon, puis, quand l'orifice est assez grand, on va, avec la main, des pinces ou une curette, enlever le délivre retenu. On fait, en un mot, tardivement, ce qui aurait dû être pratiqué de suite après l'accouchement.

L'hémorragie ne se produit-elle que quand il y a rétention ?

Non, elle peut se produire quand le délivre est

complètement sorti et qu'il n'y a plus rien dans la cavité utérine.

Quelle en est alors la cause ?

La cause peut être une des plaies qui existent au niveau des organes génitaux, mais la cause la plus importante est l'*inertie utérine.*

Je m'explique :

Après la délivrance, pour que l'hémorragie s'arrête, il faut que l'utérus se contracte. S'il ne se contracte pas, tous les vaisseaux sanguins qui circulent dans son intérieur restent béants et laissent passer le sang. Si au contraire il y a contraction, chaque vaisseau est pincé, des caillots se forment, qui deviennent autant de petits bouchons et qui, par la suite, empêchent l'hémorragie. Il faut donc, pour que l'hémorragie ne se produise pas, que l'utérus se contracte un temps suffisant pour permettre la formation de caillots obturateurs.

Quand il y a hémorragie, à quoi reconnaît-on qu'elle est due à l'inertie ?

A ce que l'utérus reste mou comme une éponge humide, au lieu d'être dur comme une boule de caoutchouc pleine.

On le sent très bien, en palpant le ventre, à travers la paroi abdominale.

Peut-on facilement remédier à cette inertie ?

Cela dépend ; il y a des cas tenaces et d'autres cas où l'on en vient facilement à bout, — avec tous les intermédiaires.

Quels sont les meilleurs remèdes contre elle ?

Les meilleurs remèdes sont l'injection dans le vagin d'eau bien chaude (50°), ou bien froide (10°), parfois même glacée. La glacée n'est pas à conseiller, à moins qu'elle ne soit aseptique.

Le massage de l'utérus dessus et dedans, l'électricité, le tamponnement intra-utérin.

A l'intérieur, l'ergot de seigle.

Et si l'hémorragie se produit avant que le délivre ne soit sorti de la cavité utérine, emploiera-t-on, pour l'arrêter, les mêmes moyens ?

Non, les moyens qui précèdent, notamment l'ergot de seigle, ne doivent être employés que lorsque l'utérus est évacué.

Lorsque le délivre est encore à l'intérieur, il faut commencer par l'enlever avec la main.

Cette manœuvre suffit en général pour arrêter, seule, l'hémorragie. Si elle ne suffit pas, on applique alors les moyens dont il vient d'être question.

Mais si l'orifice utérin est refermé et empêche d'enlever le contenu, que ferez-vous contre l'hémorragie ?

Je ferai alors avec une bande de gaze iodoformée le tamponnement utérin, puis vaginal. Ce tamponnement arrête le sang et dilate en même temps l'orifice utérin.

Quand on l'enlèvera après plusieurs heures, il est probable que l'orifice utérin permettra de procéder à la délivrance artificielle.

8° Septicémie.

La rétention des annexes, avez-vous dit, peut être

*une cause de septicémie, y en a-t-il beaucoup
d'autres causes ?*

La *septicémie*, qu'on appelait autrefois *fièvre
puerpérale*, alors qu'on ignorait sa nature, se pro-
duirait toutes les fois que des microbes nuisibles
— *pathogènes*, comme on dit scientifiquement — pénètrent dans le corps.

Si l'accouchement prédispose à la septicémie, c'est
uniquement en produisant à la surface génitale une
série de plaies qui peuvent être autant de portes
d'entrée pour les microbes.

Il y a la plaie laissée par le décollement du
placenta, qui est très étendue, et il y a toutes les
petites plaies causées par le passage de l'enfant au
niveau du col, du vagin et de la vulve.

Si l'on a soin d'éloigner les microbes de toutes ces
plaies, il n'y a pas de danger de septicémie. Si, au
contraire, on les laisse venir à leur contact, la septicémie se déclare.

*Comment peut-on empêcher les microbes d'arriver
jusqu'à ces plaies ? Cette question nous intéresse vivement, car elle constitue une sauvegarde pour la
femme, à la suite de l'accouchement ?*

En pratiquant l'*antisepsie*.

Pratiquer l'antisepsie, c'est faire d'abord que l'atmosphère génitale soit pure de tout microbe, et veiller
ensuite à ce que tout ce qui vient au contact du système génital soit aseptique, c'est-à-dire dépourvu de
microbes.

Conclusion : *Si vous voulez éviter la septicémie,
nettoyez complètement toute la surface génitale
avant l'accouchement, c'est-à-dire avant la pro-*

duction des plaies dangereuses, et, à partir de ce moment, veillez à ce que aucun microbe ne soit apporté jusqu'à la surface génitale.

9° **Antisepsie**.

Mais c'est impossible à réaliser ce que vous nous demandez là ; comment voulez-vous, par exemple, que nous empêchions un courant d'air d'apporter des microbes jusque sur la vulve ?

L'air n'est pas à craindre en pareil cas, — ou très peu à craindre, — ce n'est pas lui qui, dans le cas actuel, sert de véhicule aux microbes dangereux.

Les véhicules, ce sont tous les corps solides ou liquides qui entrent au contact du système génital, mais non les corps gazeux.

Il faut donc que le doigt de l'accoucheur, de la garde, que le doigt de la parturiente elle-même, si elle se touche, que les canules, le tuyau d'injecteur, le bassin qu'on glisse sous elle, que les linges, le coton, que les liquides avec lesquels on la lave, que tous les instruments dont on se sert pour l'accouchement, soient aseptiques.

Si tous ces *visiteurs du système génital* sont bien aseptiques, c'est-à-dire exempts de microbes, la septicémie n'est pas à craindre ou du moins fort peu à craindre.

Pourquoi cette restriction ?

Cette restriction est nécessaire, car il y a certains cas de septicémie, très rares, il est vrai, mais cependant bien admis, où les microbes existent en une région du corps, dans l'intestin par exemple, et de là envahissent le sang à l'occasion de l'accouchement qui joue, en pareil cas, simplement le rôle de cause occasionnelle.

Ce sont ces cas que l'on a désignés sous le nom d'auto-infection, pour bien montrer que les microbes n'ont été apportés par aucun des contacts, dont il était question tout à l'heure (hétéro-infection). Il y a auto-infection, c'est-à-dire que l'organe s'empoisonne lui-même, en fournissant les microbes qu'il recélait dans un coin de son étendue.

Mais cette restriction étant faite, — et elle ne s'applique qu'à un nombre très restreint de cas, — la contagion se fait habituellement comme nous l'avons dit, et, si l'on veut prévenir la septicémie, il faut veiller attentivement à ce que tout ce qui approche l'accouchée soit pur de tous microbes.

Chasser le microbe, telle doit être la devise de l'accouchement et des suites de couches.

Nous direz-vous comment on peut réaliser cette antisepsie dans la pratique ?

Il me suffira de vous l'indiquer, car la réaliser, c'est l'affaire du médecin et de la garde.

Pour tous les instruments *métalliques*, on obtient l'asepsie en les passant à l'étuve, ou encore à l'eau bouillante, ou encore en les flambant à la flamme de l'alcool.

Pour les instruments *non métalliques*, il faut les laisser tremper pendant quelques heures dans une solution antiseptique, le plus habituellement solution de sublimé à 1/1000.

Pour la *solution*, il faut n'employer que l'eau bouillie, qu'on additionne des antiseptiques : sublimé,

11.

acide phénique, sulfate de cuivre, acide borique, permanganate de potasse.

Pour les mains, savonnage soigné, nettoyage des ongles à la lime, immersion dans une solution de sublimé au 1/1000. Dans certains cas, asepsie avec la teinture d'iode ou avec le permanganate de potasse, suivi de bisulfite de soude.

Pour le linge et le coton, il suffit que le linge soit bien lavé, et, au besoin, passé à l'étuve humide, encore appelée *autoclave*; pour le coton, on prépare du coton aseptique, qui donne une sécurité suffisante pourvu qu'on le maintienne bien à l'abri des poussières, et que tout le monde, domestiques, etc., n'y touche pas, ainsi que cela arrive souvent.

D'une façon générale, ce qu'il y a de plus difficile à faire pour l'antisepsie, c'est de dresser les bonnes qui vous aident, qui ne comprennent rien à tout cela et qui constamment commettent à leur insu des fautes contre l'antisepsie.

A cet égard, mieux vaut avoir, pour doubler le médecin, une bonne garde, connaissant bien et comprenant bien l'antisepsie, et lui laisser tout faire.

D'ailleurs, en antisepsie, moins il y a de personnes responsables, et moins il y a de mains occupées, mieux cela vaut. La simplicité est la meilleure aide de l'antisepsie.

Tout ce qui est compliqué est œuvre microbienne.

Nous commençons à comprendre l'antisepsie; nous voyons combien les détails ont de l'importance, et quelle lourde responsabilité assument, à cet égard, le médecin et la garde. Mais comment savoir si un médecin ou une garde font bien l'antisepsie? ce serait cependant là une question qu'il nous importerait de pouvoir résoudre nous-mêmes?

Pour la garde, vous pouvez vous en rapporter au médecin qui vous la recommande et qui est à même de la juger.

Quant au médecin, consultez sa réputation consacrée par les résultats qu'il a obtenus dans sa clientèle. Si, parmi ses accouchées, il n'y pas de septicémie, ou s'il y en a peu, c'est qu'il sait faire l'antisepsie ; le résultat, en pareil cas, est le meilleur garant que vous pouvez avoir. Je sais bien qu'il y a parfois des accidents qui sont indépendants du médecin et ne dépendent d'aucune faute de sa part, mais ce ne sont que des accidents, c'est-à-dire des exceptions.

Puis, voulez-vous un autre moyen de juger des qualités antiseptiques de ce médecin, — regardez sans en avoir l'air ses mains, alors qu'il ne s'attend pas à cette investigation : s'il a les ongles propres, concluez à son antisepsie, sinon méfiez-vous. Un médecin qui n'est pas soigneux de ses mains ne peut pas être un disciple irréprochable de l'antisepsie.

10° Obstétrique légale.

Nous voici maintenant renseignés sur l'accouchement ; une dernière question cependant avant de quitter ce sujet. Quand un enfant vient de naître à terme ou avant terme, que doit-on faire pour etre en règle avec la société qui doit admettre parmi les siens ce nouvel être ?

On doit faire la déclaration de la naissance, et voici à cet égard les articles du Code :

CODE CIVIL. ART. 55. — *Les déclarations de nais-*

sance seront faites dans les trois jours de l'accou-
chement, à l'officier de l'état civil du lieu. L'enfant
lui sera présenté.

Art. 56. — *La naissance de l'enfant sera décla-*
rée par le père, ou, à défaut du père, par les doc-
teurs en médecine ou en chirurgie, sages-femmes,
officiers de santé, ou autres personnes qui auront
assisté à l'accouchement, et, lorsque la mère sera
accouchée hors de son domicile, par la personne
chez laquelle elle sera accouchée.

L'acte de naissance sera rédigé de suite, en pré-
sence de deux témoins.

Art. 346. — *Toute personne qui, ayant assisté*
à un accouchement, n'aura pas fait la déclaration
à elle prescrite par l'article 55 du même Code, sera
punie d'un emprisonnement de six jours à six mois,
d'une amende de 16 francs à 300 francs.

Pour l'*accouchement prématuré,* c'est-à-dire l'accouchement pendant les trois derniers mois de la
grossesse, la loi est la même que pour l'enfant à
terme, qu'il soit né mort ou vivant.

S'il s'agit d'une fausse couche, c'est-à-dire si
l'expulsion a eu lieu pendant les six premiers mois
de la grossesse, il faut distinguer l'avortement des
trois premiers mois, de celui des trois mois suivants.

Pendant les trois premiers mois on n'est tenu à
aucune déclaration, ce n'est encore qu'un embryon
qui n'a pas forme humaine, et qu'on peut rendre à
la terre dont il sort, sans autre formalité.

Pendant les trois mois suivants, l'embryon est
devenu fœtus, il a forme humaine, et la déclaration

doit être faite à la mairie, qui fera procéder à son inhumation. Un employé passe avec une boîte, emporte le fœtus et l'ensevelit.

Ces formalités parfois un peu ennuyeuses dans certaines circonstances, ont été prescrites pour éviter les avortements criminels. On fera bien de s'y soumettre strictement, sans quoi leur inobservance pourrait amener des ennuis parfois fort disproportionnés avec la négligence qu'on a à se reprocher.

CINQUIÈME PARTIE

POST-PARTUM

POST-PARTUM

1° Suites de couches. Leurs phénomènes.

Que veut dire ce mot post-partum ?

Par *post-partum* ou *suites de couches*, on entend l'espace de temps qui va de l'accouchement jusqu'au retour des organes génitaux à leur état normal.

La nature demande environ trois mois pour ce rétablissement, ce qui avec les neuf mois de grossesse fera un an.

La production d'un être demande donc à la femme *une année* de son existence.

Les phénomènes principaux des suites de couches sont : la régression utérine ; les tranchées ; les lochies ; la rétention d'urine.

2° Régression utérine.

Qu'entend-on par régression utérine ?

Par régression utérine on désigne le retour progressif de l'utérus à son état normal de vacuité.

Y a-t-il danger à ce qu'elle se fasse mal ?

Oui ; alors se produit ce qu'on appelle la *subinvolution utérine ;* l'utérus reste gros, congestionné ; ainsi se constitue un état maladif qui, plus tard, deviendra une *métrite* complètement constituée et parfois très difficile à guérir.

Quelles sont les causes les plus habituelles de cette subinvolution ?

C'est d'une part le manque de soins antiseptiques, d'autre part, le lever trop précoce. C'est dire qu'on l'évitera avec l'antisepsie et un repos suffisant.

3° Tranchées utérines.

Comment désigne-t-on les douleurs intermittentes qui surviennent pendant les deux ou trois jours consécutifs à l'accouchement ?

On les désigne sous le nom de tranchées.

Par quoi sont constituées ces tranchées ?

Elles sont constituées par des contractions douloureuses de l'utérus. Elles sont, en somme, identiques aux douleurs de l'accouchement.

Se produisent-elles également après tous les accouchements ?

Non. Elles sont exceptionnelles après le premier accouchement, et ne se produisent habituellement qu'après le second accouchement. Très fortes chez certaines femmes, elles sont presque nulles chez d'autres.

De quoi dépendent-elles ?

Nous l'ignorons. Elles semblent dépendre de la sensibilité de certains utérus. Mais il est impossible de préciser si, oui ou non, elles existeront dans un cas donné.

Peut-on les calmer ?

Facilement avec les calmants ordinaires : chloral,

antipyrine, laudanum, par la bouche ou en lavements, piqûres de morphine. Chez certaines femmes, quelques inhalations légères de chloroforme à la reine suffisent à les faire disparaître.

4° Lochies.

Qu'entend-on par lochies ?

Par lochies on désigne les pertes qui se font par la vulve pendant les suites de couches.

Ces pertes sont *sanguines* du 1er au 3e jour ; *sanguinolentes* du 3e au 6e jour ; *muqueuses* du 6e au 9e jour.

A partir du 9e jour la femme ne perd plus qu'une petite quantité de mucus, entremêlé parfois de quelques gouttes de sang.

Est-il important de surveiller cet écoulement ?

Oui, car sa suppression ou l'odeur cadavérique qu'il prend en certains cas, peut être le précurseur d'accidents septicémiques. Il peut donc servir au médecin à constituer un traitement préventif efficace.

5° Hygiène des suites de couches.

L'écoulement lochiel réclame-t-il des soins spéciaux ?

Non. On se contentera pendant les suites de couches des injections antiseptiques régulières, soit avec une solution de sublimé (1/1000 au 1/4000), soit avec une solution phéniquée (1/100 au 1/500), soit avec un des autres antiseptiques connus (permanganate de potasse, acide borique, sulfate de cuivre).

Plusieurs accoucheurs, réagissant contre l'excès d'injection dans lequel on était tombé dans les premiers temps de l'antisepsie, proscrivent maintenant les injections du post-partum, en se contentant des lavages vulvaires.

J'estime que c'est tomber d'un excès dans un autre.

Une injection quotidienne, nettoyant complètement la cavité vaginale, me paraît une habitude de propreté salutaire, et je pense qu'on fera bien pendant les suites de couches de s'en tenir à ce lavage quotidien.

Quant aux injections intra-utérines, elles devront être réservées à des cas spéciaux, alors qu'il existe des complications septicémiques. Au médecin, suivant les cas, à en poser l'indication.

Vers quelle époque peut-on prendre sans inconvénient le premier bain après l'accouchement ?

Si tout va bien, on peut attendre en général le retour de couches, c'est-à-dire six semaines après l'accouchement; pourtant, il n'y a aucun inconvénient de prendre un bain déjà après le petit retour de couches (au bout de trois semaines).

La prévention contre les bains ne paraît pas justifiée à M. Auvard. Il en donne pendant les suites de couches lorsque l'indication se présente.

Pourvu que la malade ne se refroidisse pas, qu'elle ne soit atteinte d'aucune affection thoracique, un bain très court, de cinq minutes de durée, ne peut avoir des suites fâcheuses.

Quelle doit être l'alimentation de la femme pendant les suites de couches ?

Autrefois on mettait les femmes à une diète sévère, croyant qu'en les nourrissant on pouvait leur donner de la fièvre.

Actuellement on considère que la femme n'est qu'une fatiguée, une convalescente ayant besoin de se nourrir pour reprendre des forces.

On l'alimente donc en conséquence ; la nourriture sera plus légère que d'habitude, bien que substantielle.

Voici une liste d'aliments dont on pourra composer le menu à ce moment. Nous mettons dans une autre colonne les aliments dont il faudra s'abstenir :

ALIMENTS CONSEILLÉS	ALIMENTS DÉCONSEILLÉS
Potages assez épais au bouillon dégraissé avec tapioca, semoule, pâtes fines d'Italie ou farine d'orge ou d'avoine. Potages maigres, assez épais, avec lait ou jaunes d'œuf. Riz au lait bien cuit.	Potage bisque. Potage aux choux. Tous les potages épicés.
Œufs à la coque, peu cuits (deux minutes dans l'eau). OEufs brouillés ou battus dans du lait. Jaunes d'œufs dans les potages ou purées. OEufs brouillés avec jambon finement divisé (ajouter le jambon lorsque les œufs sont cuits). OEufs au lait, crèmes renversées.	OEufs durs. OEufs au beurre noir. Omelette au lard.
Viandes. — Poulet jeune, pigeon jeune, langue de veau, cervelle de veau ou de mouton, ris de veau. Viandes rôties : gigot d'agneau, veau, mouton. Filet de bœuf, battu, grillé. Côtelettes d'agneau. Jambon blanc, jambon d'York.	Charcuterie (excepté le jambon). Viandes grasses. Porc. Viandes en ragoût. Foie de veau. Rognons sautés. Gibier, surtout faisandé, salmis. Oie, canard. Gibelotte, civet.

ALIMENTS CONSEILLÉS	ALIMENTS DÉCONSEILLÉS
	Tous les plats vinaigrés ou relevés à la moutarde, à l'oignon, à l'ail.
	Epices de tout ordre.
	Maquereau, hareng.
	Anguille de mer, sardines.
Poissons. — Poissons de mer, maigres, bouillis au sel, servis au beurre fondu ;	Homard, langouste, crevettes.
Sole, limande, carrelet, barbue, turbot.	Ecrevisses, friture.
Sole et merlan frits (ne pas manger la friture).	
Légumes. — Pommes de terre cuites à l'eau, servies au beurre frais ; pommes de terre en purée.	Légumes verts crus, salades, radis.
Purée de julienne.	Oseille, tomates.
Haricots blancs en purée.	Concombres, artichauts crus.
Lentilles, à manger non en purée (le fer étant contenu dans l'enveloppe).	Choux, choux-fleurs en salade.
Petits pois.	Champignons, truffes.
Haricots verts cuits à l'eau, servis au beurre frais, fondu.	Oignon, ail.
	Melon.
Légumes verts (épinards. chicorée, laitue) cuits et passés au tamis ; on ajoutera du beurre frais au moment de servir.	Carottes, permises à la rigueur (avec les estomacs délicats mieux vaut s'abstenir).
Choux-fleurs cuits à l'eau (sans côtes), servis avec beurre fondu.	Haricots blancs.
Nouilles, macaroni cuits au lait.	Pommes de terre frites.
Desserts. — Fromages frais.	Fromages forts.
Fruits crus : raisin, pêche, abricot, poire bien mûre.	Fruits insuffisamment mûrs
Fraises, cerises en quantité modérée.	Prunes, groseilles.
Fruits en compote peu sucrés.	Noix, amandes.
Marmelade de pommes.	Marrons, châtaignes.
Confitures.	Pâtisseries grasses ou sucrées.
Gâteaux secs.	Petits fours.
Œufs au lait.	Gâteaux aux amandes.
Crèmes renversées.	

ALIMENTS CONSEILLÉS	ALIMENTS DÉCONSEILLÉS
Biscuits à la cuillère. **Pain** en quantité modérée, de préférence rassis ou grillé, ou la croûte du pain. **Boissons.**—Lait, eau de source ordinaire ou eau minérale indifférente (Alet, Contrexéville, Evian). Infusions chaudes (camomille, thé léger, fleurs d'oranger, fleurs de tilleul), café de malt. Vin léger, eau rougie. Bière légère ou coupée d'eau.	Pain frais et insuffisamment cuit. Vins purs et forts. Chocolat, cacao, thé fort. Café ordinaire ; n'en prendre qu'en petite quantité dans du lait le matin. Toutes les liqueurs.

Les repas et le nombre de plats à chaque repas seront groupés dans l'ordre suivant :

ORDONNANCE DES REPAS

Huit heures. — *Déjeuner* :

Café au lait ou soupe au lait, ou œuf à la coque avec une tasse de lait ou de thé léger chaud.

Midi. — *Dîner* :

OEufs à la coque ou brouillés ;

Viande ou poisson ;

Purée de légumes ;

Fruit ou biscuit.

Quatre heures. — *Goûter* :

Tasse de lait ou de thé léger au lait ;

Gâteaux secs.

Sept heures. — *Souper* :

Potage ;

OEufs ;

Viande ou poisson ;

Fruits cuits.

Les mêmes principes d'alimentation peuvent s'appliquer à la nourrice aussi bien qu'à la femme pendant les suites de couches.

Que faut-il penser de l'emploi des purgatifs pendant les suites de couches ?

Si la femme va régulièrement à la garde-robe il est inutile de lui administrer des purgatifs. Si, comme c'est habituellement le cas, l'intestin est paresseux, on pourra lui donner des lavements simples ou à la glycérine.

Dans le cas où ce moyen serait insuffisant on laissera le médecin juger de l'opportunité d'une purgation.

En général les laxatifs légers sont sans inconvénient ; on peut ainsi avoir recours au sulfate de soude (5 à 10 grammes), au cascara sagrada, à la poudre de rhubarbe, à la magnésie, aux tisanes et infusions soit de tamarin, soit des fleurs pectorales, soit à la tisane de casse.

Chez la femme qui n'allaite pas on peut prescrire une légère purgation le lendemain de la montée du lait.

Quant à la femme qui nourrit, l'usage des laxatifs est bon de temps à autre. C'est un préjugé de croire qu'une purgation, même légère, puisse faire perdre le lait ; rien de plus nuisible, par contre, pour l'enfant que la constipation chez la nourrice.

Vers quel moment peut-on démêler les cheveux de l'accouchée ?

Si l'on a eu la précaution de *natter* les cheveux avant l'accouchement, ce qu'on devrait toujours faire, on peut attendre cinq à six jours avant de coiffer la femme. Dans le cas contraire on pourra la coiffer plus tôt, dès qu'elle sera capable de le supporter sans fatigue.

Peut-on sans inconvénient aérer la chambre de l'accouchée ?

Non seulement on peut, mais on le doit. Le meilleur mode d'aération c'est d'ouvrir le matin, quand il ne fait pas trop froid, largement les fenêtres, ayant soin préalablement de bien couvrir l'accouchée, afin qu'elle ne prenne froid, et de transporter l'enfant dans une autre chambre.

En hiver, un feu de cheminée constitue un bon mode de ventilation jour et nuit.

En été, on laissera la nuit, si possible, ouvertes les portes d'une chambre contiguë.

On peut encore, pour la nuit, tenir les fenêtres entr'ouvertes; cette pratique est très bonne dans certaines campagnes et à certaines altitudes. On ne peut pas la conseiller pour Paris et d'autres grandes villes en général, ni pour les climats humides et où il y a de brusques variations de température.

En tout cas, le premier temps le nouveau-né ne saurait être soumis sans inconvénient au régime de la fenêtre ouverte.

Y a-t-il des soins particuliers à donner aux seins chez la femme qui n'allaite pas ?

On appliquera sur les seins de l'huile de camomille, on les couvrira d'une légère couche d'ouate qu'on maintiendra avec quelques tours de bande de flanelle ou de tarlatane, sans exercer de compression qui est inutile. Ce bandage suffit pour maintenir les seins et soulager la femme qui, après la montée de lait, est gênée par leur poids.

Y a-t-il encore d'autres précautions à observer vis-à-vis de la femme pendant les suites de couches?

Oui, il y a encore à la préserver des émotions et de toute cause d'énervement.

Pendant les suites de couches la femme doit vivre environnée d'un calme aussi complet que possible ; pas de visites inopportunes, pas de préoccupations.

L'état du système nerveux n'est pas sans influence sur le retour de la santé générale et génitale. Chez les femmes impressionnables et énervées les complications surviennent plus aisément.

Le calme moral est particulièrement nécessaire aux femmes qui allaitent. Toute émotion violente retentit sur l'enfant, qui va mal pendant vingt-quatre heures.

6° Reprise de la vie ordinaire.

Quelles sont les règles qui guideront les femmes pendant les suites de couches pour la reprise de la vie ordinaire ?

PREMIÈRE QUINZAINE. — **Lit.**

Première semaine :

Première moitié. — Décubitus dorsal. (La femme reste donc étendue sur le dos.)

Deuxième moitié. — La femme se couche sur le dos ou sur le côté, à volonté.

A la fin l'accouchée peut être momentanément couchée sur un autre lit, de manière à ce qu'on fasse complètement celui sur lequel elle se trouvait.

Deuxième semaine :

Première moitié. — On peut soulever la tête à l'aide de deux ou trois oreillers.

Deuxième moitié. — L'accouchée peut s'asseoir complètement sur son lit pour donner le sein, manger, etc.

A la fin de la deuxième semaine, lever [1].

DEUXIÈME QUINZAINE. — **Appartement ou habitation**.

Troisième semaine :

Chambre et chaise-longue.

Durée du lever : une heure de plus par jour.

1er jour 1 heure, fauteuil, et chaise-longue.

2e — 2 — reprise de la marche.

3e — 3 —

etc.

A la fin de la troisième semaine la femme peut quitter la chambre pour circuler dans son appartement ou dans son habitation, mais sans sortir dehors.

Quatrième semaine :

Appartement. — Fauteuil ; chaise-longue en cas de fatigue.

A la fin de la quatrième semaine, c'est-à-dire au bout d'un mois après l'accouchement, première sortie en plein air, soit à pied, soit en voiture.

TROISIÈME QUINZAINE. — **Promenades, sorties**.

Cinquième semaine :

Sorties en voiture ou à pied, tous les jours.

Sixième semaine :

Sorties en voiture ou à pied tous les jours.

Quand la femme n'allaite pas, c'est à la fin de la

---

[1] Chez les femmes délicates, et en général chez les citadines, trois semaines de lit sont nécessaires ; par contre, quelques robustes paysannes se lèvent sans inconvénient une semaine, et même moins, après leur accouchement.

sixième semaine, c'est-à-dire un mois et demi après l'accouchement, que survient le retour de couches.

Pendant le retour de couches, repos au lit ou sur la chaise-longue, au moins pendant les deux premiers jours, et mieux pendant toute sa durée.

7° **Retour de couches**.

Qu'entend-on par retour de couches, et comment doit-on se comporter à son égard ?

Le retour de couches, qui n'est autre chose que les premières règles qui suivent l'accouchement, survient en général six semaines après l'accouchement ; toutefois, quinze jours à trois semaines après la naissance de l'enfant, on voit souvent survenir un petit écoulement de sang qui dure de deux à quatre jours et auquel on a donné le nom de *petit retour de couches*, par opposition au grand retour, qui survient, ainsi que nous le disions, à six semaines.

Au moment du retour de couches, qui, en général, est plus abondant et plus long que les règles habituelles, la femme devra rester étendue pendant les deux premiers jours, et davantage, si le sang continuait à venir en abondance ; pendant les jours consécutifs elle se contentera de garder la chambre ; et, si le sang venait trop fort, pour éviter l'affaiblissement qui en serait la conséquence, elle prendrait des injections chaudes (45-50°) et au besoin de l'ergot de seigle que lui prescrirait le médecin.

Une question délicate et cependant nécessaire : à quelle époque des suites de couches l'épouse est-elle rendue à son mari ?

Le plus tard possible, car la vie conjugale gêne le retour de l'utérus à son état normal.

Trois mois après l'accouchement serait l'époque la plus raisonnable.

Mais il est difficile d'être aussi exigeant, aussi disons six semaines, c'est-à-dire après le retour de couches.

Quand peut-on reprendre les exercices fatigants ?

Les exercices fatigants (cheval, danse, bicyclette), ou les grands voyages, ne seront permis que trois mois après l'accouchement, alors que l'utérus est complètement revenu à son état normal.

Quand la femme allaite, quoique le retour de couches fasse défaut, on se comportera de même ; mais les exercices fatigants ou les grands voyages ne pourront être recommencés qu'après le sevrage, sous peine de compromettre la santé.

Vous ne nous avez pas dit ce qu'il fallait faire à l'égard de la ceinture ?

Pendant le séjour au lit, il faut porter une ceinture à boucles, semblable à celle représentée par la figure 18 (p. 126).

Cette ceinture se serrant progressivement, ramène petit à petit l'abdomen à ses dimensions normales.

Au moment du lever la ceinture est aussi indispensable, et elle reste telle pendant les trois mois consécutifs à l'accouchement.

On peut continuer à faire usage de la même ceinture, ou mettre une simple bande de flanelle bien ajustée, ou encore une ceinture élastique, semblable à celle de la figure 17 (p. 125).

12.

Quels sont les accidents auxquels la femme est le plus exposée pendant les suites de couches ?

Ce sont surtout :

La rétention d'urine;

Les hémorragies;

La phlegmatia alba dolens.

8° Rétention d'urine.

Quand doit-on craindre surtout la rétention d'urine ?

On doit surtout la craindre pendant les quarante-huit heures consécutives à l'accouchement.

Quelle en est la cause ?

Pour certaines femmes, c'est simplement l'obligation d'uriner dans la position horizontale ; il est des personnes qui ne peuvent pas uriner dans cette situation, et d'autre part, la crainte d'une hémorragie empêche qu'on ne les autorise à s'asseoir dans leur lit.

Pour d'autres, c'est la compression que la vessie a subie pendant l'accouchement qui la paralyse un certain temps.

Quels sont les inconvénients de cette rétention ?

Ce sont d'abord les douleurs qu'amène la distension de la vessie ; d'autre part, la vessie pleine comprime l'utérus, et favorise la production de tranchées et d'hémorragies.

Nous ne demanderons point comment on s'aperçoit de la rétention, il est en effet facile de savoir qu'on n'urine pas, mais comment on y remédie ?

Le diagnostic n'est pas aussi simple que vous paraissez le croire ; la femme sait qu'elle n'urine pas, mais elle n'en éprouve pas le besoin, elle ne croit pas avoir d'urine dans la vessie et ne fait pas part de la chose à son médecin ou à sa sage-femme ; d'autres fois, elle urine un peu, tandis que la plus grande partie de l'urine reste dans la vessie. Bref, le plus ordinairement, et contrairement à ce qu'on pourrait croire, la rétention d'urine passe inaperçue.

Aussi le médecin ne doit-il jamais omettre, pendant ses visites des premiers jours, de palper le ventre, pour voir si la vessie se vide bien. Quand, en effet, elle est pleine, il est facile de sentir le globe qu'elle constitue en avant de l'utérus, au-dessus du pubis.

Comment doit-on remédier à la rétention d'urine ?
En sondant la vessie, en pratiquant ce que scientifiquement on appelle le *cathétérisme*, *cathéter* étant le nom scientifique de la sonde.

Ce cathétérisme bien fait n'est pas douloureux et ne peut avoir aucun inconvénient.

On le pratique avec une sonde en métal ou en gomme flexible.

Il faut surtout avoir soin que la sonde soit bien aseptique. Si c'est une sonde en métal on la flambe à la flamme d'une lampe à alcool. Si la sonde est en caoutchouc, on la laisse tremper pendant au moins une heure dans une solution de sublimé au $1/1000^e$.

Le cathétérisme doit être fait deux fois par jour, matin et soir.

Il suffit, en général, de deux à trois cathétérismes pour que la miction (acte d'uriner) redevienne normale.

N'y a-t-il pas de petits moyens qui sont parfois

suffisants pour permettre d'uriner sans avoir recours au cathétérisme, qui répugne à certaines personnes, ou qui, du moins, les effraie ?

Oui, il y a des *petits moyens,* qu'on peut toujours essayer, quitte à en arriver au cathétérisme s'ils ne sont pas suffisants.

Ces petits moyens sont les suivants :

Mettre un cataplasme sur le bas-ventre, pendant une heure environ.

Le bassin étant glissé sous le siège, faire couler par un mince jet un peu d'eau sur la vulve, de façon à ce qu'elle tombe ensuite dans le bassin.

Soulever légèrement la malade pour élever le haut du corps. Aussitôt que cela est possible, la laisser asseoir dans son lit.

9° Hémorragies.

Les hémorragies sont-elles fréquentes pendant les suites de couches ?

Les petites hémorragies oui, les grandes non.

Ces hémorragies sont le plus souvent causées par la lenteur de l'involution utérine.

Par involution utérine, on désigne, comme vous le savez, la diminution progressive de l'utérus, jusqu'à ce qu'il revienne à son état tout à fait normal.

Quel traitement opposer à ces hémorragies ?

Les injections chaudes et le massage localement, à l'intérieur l'ergot de seigle et l'hamamelis virginica.

Quand l'hémorragie ne cède pas à ce traitement il faut en arriver à des moyens plus énergiques, et à cet égard le meilleur moyen, le plus sûr en même temps que le plus expéditif, n'est autre que le curage.

Nombre de femmes reculent à tort devant son emploi, parce qu'il constitue une opération ; elles devraient le demander instamment, car il n'est pas de moyen plus sûr, plus inoffensif, plus expéditif dans les circonstances actuelles.

Ces hémorragies retardent-elles la levée ou la reprise de la vie ordinaire ?

Oui, elles la retardent ; d'abord, tant qu'elle perd du sang, l'accouchée doit garder le lit, bien qu'à mon avis on exagère souvent ce séjour au lit, qui a l'inconvénient d'affaiblir beaucoup et d'énerver considérablement.

Puis, la reprise de toutes les autres fatigues, marche, sorties, voiture, etc., est différée tant que l'utérus saigne, sinon l'involution utérine se fait mal et la femme, négligeant son système génital, finira par avoir une sérieuse métrite qui ne guérira plus que par un traitement chirurgical, curage et amputation du col.

10° Phlegmatia alba dolens.

Il vous reste à nous parler de la phlegmatia alba dolens ?

On entend par là l'inflammation des veines, ou phlébites des membres inférieurs, tantôt d'un seul de ces membres, tantôt des deux.

Cette phlébite survient parfois au cours d'une septicémie puerpérale, dont elle constitue l'une des manifestations ; dans d'autres cas, les plus fréquents, elle se montre brusquement vers le quinzième jour des suites de couches, sans autre symptôme préalable, commençant par un des membres et, après quelques jours, envahissant l'autre.

Cette maladie, qui s'accompagne d'une fièvre plus ou moins vive, a pour effet un gonflement considérable du ou des membres malades : *œdème blanc douloureux,* ainsi qu'on l'a encore appelé.

Quelle est la cause de cette maladie ?

Cette maladie est de nature microbienne. Elle est la suite de la pénétration du microbe septique jusque dans les veines du membre malade.

Comment les microbes peuvent-ils arriver jusque-là ?

Ils pénètrent par l'utérus, vont de là dans les veines, qui de chaque côté s'échappent de l'utérus, et qui communiquent largement avec celles des membres inférieurs.

Cette maladie dure-t-elle longtemps ?

Cela dépend de son intensité. Dans tous les cas elle est toujours relativement longue : quinze jours comme minimum, jusqu'à trois mois, parfois même un peu plus longtemps.

Quels sont les principaux ennuis de cette maladie ?

C'est d'abord de condamner au lit pendant un long espace de temps.

Ensuite d'exposer à l'*embolie,* c'est-à-dire au détachement du caillot, qui arrive au cœur, puis aux poumons, et produit des accidents de suffocation, parfois la mort ; toutefois l'embolie est relativement rare, elle ne se produit guère que chez les femmes imprudentes qui remuent trop et qui se lèvent trop tôt ; avec de la prudence on peut à peu près sûrement l'éviter.

Enfin, un des gros inconvénients de cette maladie, c'est de laisser à sa suite, pendant plusieurs années, une grande faiblesse des veines qui ont été atteintes, — de telle sorte qu'à la moindre fatigue un gonflement survient, et que, pendant fort longtemps, on est obligé de porter des bas élastiques pour suppléer à la faiblesse des veines, autrefois malades.

En dehors des bas élastiques, quels autres moyens possède-t-on pour rendre aux membres inférieurs la force perdue ?

Le massage, l'électricité, le séjour à certaines eaux, par exemple Bagnoles de l'Orne, très réputée pour ces anciennes phlébites.

Comme médicament, l'hamamelis virginica, l'hydrastis canadensis, bien que je ne prête qu'une confiance relative à ces médicaments dans le cas actuel.

En somme, en dehors de la septicémie, qui peut d'ailleurs prendre les aspects les plus divers, on peut dire que les complications des suites de couches sont relativement rares. N'est-ce pas votre avis ?

Oui, c'est mon avis, seulement, comme vous le dites, la septicémie est la maladie peut-être la plus variable dans ses allures, la plus riche dans ses manifestations, la plus diverse dans ses symptômes, et, si par les suites de couches il y a relativement peu de complications à redouter, — on peut dire que la principale complication, c'est-à-dire la septicémie, est peut-être la plus compliquée et complexe des maladies existantes.

J'ai répondu à toutes vos questions sur l'obstétrique, et je vois que vous savez maintenant tout ce qu'il vous est utile de connaître sur cette question si importante pour la femme ; nous allons maintenant aborder l'étude des maladies qui peuvent atteindre son système génital en dehors de la puerpéralité, des maladies qu'on dit *gynécologiques*, par opposition aux *obstétricales*.

SIXIÈME PARTIE

PRINCIPALES MALADIES GÉNITALES.
LEUR TRAITEMENT

PRINCIPALES MALADIES GÉNITALES
LEUR TRAITEMENT

SOMMAIRE

PRINCIPALES MALADIES GÉNITALES
LEUR TRAITEMENT

GÉNÉRALITÉS

Vous nous avez promis de nous expliquer les principales maladies qui, en dehors de la puerpéralité, peuvent atteindre le système génital de la femme. Pourriez-vous nous donner une idée générale de ces maladies et de l'ordre dans lequel vous nous les expliquerez ?

Les maladies du système génital féminin peuvent être classées de diverses façons ; ces classifications n'ont d'ailleurs qu'une importance relative, elles sont surtout utiles pour la mnémotechnie ; on retient en effet beaucoup moins bien une simple énumération qu'une classification.

Pour mon exposé, je rangerai ces maladies en six groupes, à savoir :

1° Les malformations et traumatismes ;

2° Les inflammations génitales ;

3° Les troubles circulatoires ;

4° Les troubles nerveux ;

5° Les déviations utérines ;

6° Les tumeurs génitales.

Je ne vous parlerai pas des *troubles menstruels* et de la *stérilité,* car il en a déjà été question avant la puerpéralité, et je ne ferais que répéter ce que j'ai déjà dit sur ce sujet.

Comptez-vous nous exposer complètement ces maladies ou seulement nous parler de leur traitement ?

Mon intention est de vous expliquer ce qu'est chacune de ces maladies, afin qu'en entendant prononcer leur nom vous sachiez de quoi il s'agit.

Je vous dirai ensuite à quels symptômes on peut deviner ou supposer l'existence de ces maladies, afin que vous puissiez juger dans quel cas il est nécessaire que la femme, pour sa santé, réclame un conseil médical.

Tel symptôme par exemple n'a aucune importance, tel autre au contraire est sérieux et mérite d'être pris en considération. J'espère vous rendre un réel service en vous éclairant sur tout ce que la femme a intérêt à savoir, afin de ne pas s'inquiéter quand il n'y a pas lieu, ou au contraire de se préoccuper de sa santé lorsqu'il y a un motif sérieux pour cela.

Je vous dirai aussi, chemin faisant, quels sont les principes d'hygiène auxquels la femme doit se plier, si elle veut conserver son système génital, et, d'une façon générale, sa santé, en bon état.

Je donnerai enfin à propos de chaque maladie une notion de traitement, afin que vous sachiez, en cas de besoin, comment faire votre choix parmi les moyens qu'on emploie habituellement. En cherchant à être suffisamment éclairé sur ces questions, que beaucoup de personnes discutent sans en connaître le premier mot, vous aurez au moins le mérite de les connaître beaucoup mieux que tout le monde. Aussi votre compétence ne tardera pas à acquérir une autorité salutaire pour vous et votre entourage.

En médecine en effet, ce n'est pas l'avis du médecin qui fait tout, c'est en grande partie celui de toutes les personnes qui entourent un malade, où, malheureusement, les préjugés et la routine tiennent souvent plus de place que les principes d'une sage thérapeutique.

Voici mon but, aidez-moi maintenant à le poursuivre.

1° Malformations et traumatismes.

Voudriez-vous nous faire un exposé général des malformations et traumatismes dont le système génital de la femme est passible ?

Un organe manque ; ou, par contre, au lieu d'être unique il est double : voici une première série de vices de conformation par manque ou par excès.

Des organes séparés à l'état normal peuvent communiquer. Cette communication anormale s'appelle *fistule*.

Le développement d'un organe peut être incomplet ; l'organe reste rudimentaire, c'est, par exemple, à vingt ans l'organe d'une petite fille de deux ans.

S'il y a mélange, sur le même sujet, d'organes mâle et femelle, c'est l'*hermaphrodisme*.

Enfin il peut y avoir des brides, des cloisons, des anneaux qui ferment plus ou moins complètement des canaux, le vagin par exemple.

Vous voyez donc, par cette simple esquisse, combien les malformations peuvent être nombreuses et variées.

Oui, nous le voyons ; mais est-ce là tout ce que

*vous comptiez nous apprendre des vices de conforma-
tion? si oui, nous n'en connaîtrons pas grand'chose?*

Si, je compte vous donner plus de détails sur certains vices de conformation, non sur tous, car, si je
le faisais, je ne tarderais pas à vous ennuyer et votre
attention ne m'accompagnerait pas dans ces descrip-
tions ardues.

Parmi les divers vices de conformation que je vous
ai mentionnés tout à l'heure, y en a-t-il, en principe,
qui vous intéressent particulièrement ?

*Oui, nous voudrions que vous nous parliez des
femmes qui ont deux matrices. La chose est-elle
réellement possible et bien prouvée ?*

Oui, elle est possible et parfaitement prouvée ; ce
n'est même pas un fait excessivement rare.

Il y a deux matrices, c'est-à-dire deux utérus, tantôt accolés l'un à l'autre, tantôt complètement distincts l'un de l'autre.

Quant au vagin, en pareil cas, il est tantôt unique,
tantôt double, et il y a alors un vagin par matrice ;
il peut encore y avoir un vagin unique superficielle-
ment et double dans la profondeur.

*Est-ce que dans ce cas les rapports sexuels sont
possibles dans les conditions normales ?*

Absolument. Les rapports sexuels ont lieu comme
s'il n'y avait pas de vice de conformation, et le plus
souvent le mari, pas plus que la femme, ne se doute
de la malformation qui existe.

*Comment arrive-t-on à s'apercevoir du vice de
conformation ?*

C'est le médecin qui s'en aperçoit, quand il fait
l'examen génital de la femme.

Est-ce que cette malformation saute aux yeux, ou au contraire est-elle difficile à constater?

Non, elle n'est pas difficile à constater ; d'autre part, elle ne saute pas aux yeux, de telle sorte que, si on n'y pense pas, elle peut très bien passer inaperçue.

Le tout est d'y penser.

Or, on n'y pense guère, car le fait est encore assez rare.

Qu'est-ce qui fait y penser ?

Le plus souvent c'est une circonstance fortuite.

Par exemple, étant interne à Lourcine, hôpital réservé aux maladies vénériennes des femmes, le Dr Auvard soignait une malade qui avait une vaginite. Lui faisant tous les jours un pansement, M. Auvard était très étonné de voir qu'un jour le vagin était très enflammé, et que d'autres il l'était à peine. Il finit par découvrir la cause de ces variations : c'est qu'il y avait deux vagins, dont l'un était très enflammé, l'autre presque sain, et sans s'en douter il pénétrait tantôt dans l'un, tantôt dans l'autre. Or, sauf la question de couleur, ils étaient tellement semblables, qu'on aurait très bien pu croire qu'on avait toujours affaire à la même cavité.

Une autre fois, à la Maternité, M. Auvard examinait avec un de ses collègues une malade qui était en train d'accoucher ; or, ils n'étaient pas du tout d'accord sur les résultats fournis par l'examen digital. Son collègue était tombé sur des parties fœtales dont la présence indiquait un accouchement prochain, tandis que M. Auvard avait trouvé une matrice dont le col était fermé, et ne permettait de sentir directement aucune partie fœtale. Pourquoi y avait-il une telle différence entre leurs deux examens? En réexaminant la femme à nouveau, ils ne tardèrent pas à en trouver la raison : il y avait deux vagins et deux matrices; l'une d'elles contenait l'enfant, qu'elle allait bientôt expulser, c'était celle sur laquelle était tombé son collègue, tandis que, pour sa part, il avait senti celle qui ne contenait pas l'enfant, et qui était placée à côté de la précédente.

Conclusion : toutes les fois que, dans l'examen du système génital féminin, vous ne vous rendrez pas bien compte de vos sensations, et ne pourrez pas aisément les expliquer, pensez à la possibilité d'organes doubles.

Y penser, c'est faire la moitié du diagnostic; car, du moment que l'on y pense, la constatation des organes doubles n'est en général pas difficile.

Quand une femme a deux utérus, est-ce que la conception et l'accouchement sont aussi faciles pour elle que dans les conditions normales?

En général oui, pourvu que les utérus soient bien développés, ou que, au moins, un des deux ait son développement normal.

Quant à l'accouchement, il n'est également pas entravé par l'existence de deux utérus.

Ce qui peut être une cause de dystocie, c'est la bifidité du fond seul de l'utérus, quand il y a, par exemple, un seul utérus, mais avec deux cavités. Dans ce cas l'enfant se place souvent mal, et la femme est exposée à des ruptures de l'organe.

Lorsqu'une femme a deux utérus, est-ce qu'elle peut avoir simultanément un enfant dans chacun d'eux?

Oui, la chose est possible. Il y a alors grossesse

gémellaire, seulement les deux fœtus, au lieu d'être ensemble dans le même utérus, parfois dans la même poche, sont chacun dans un utérus distinct et, à plus forte raison, chacun dans une poche distincte.

Vous nous avez parlé d'imperforation des or-

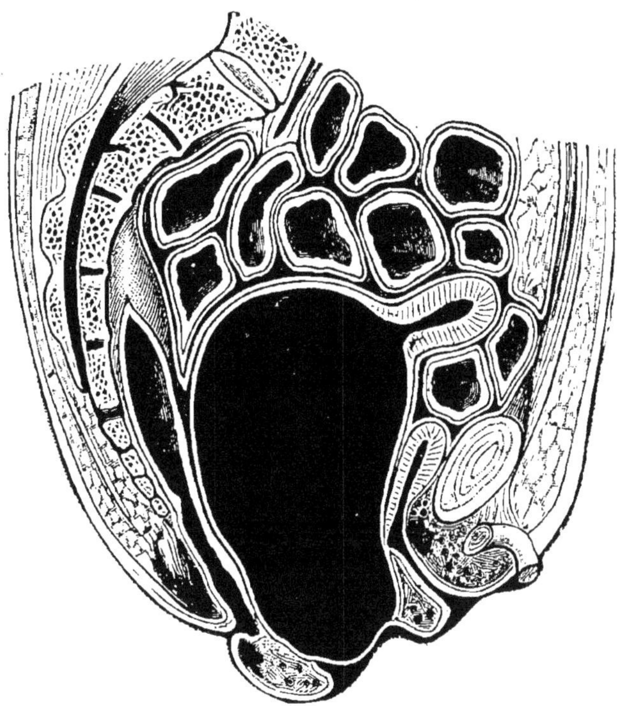

Fig. 36. — Hématocolpos.

ganes génitaux. Voudriez-vous nous donner le détail de ce vice de conformation ?

Imperforation, cela veut dire que le canal génital est fermé en un point, soit au niveau de la vulve, soit au niveau de l'un des deux orifices utérins : externe ou interne.

Ce sont les deux régions où se produit en général l'occlusion.

13.

Cette occlusion peut résulter d'un vice de conformation ; elle est alors de *naissance*, autrement dit *congénitale*.

Dans d'autres cas, elle se produit à une période quelconque de l'existence, en pareil cas elle est dite *acquise*, par opposition à *congénitale*.

Que se produit-il, quand il y a une malformation de ce genre ?

La conséquence qui domine toutes les autres, est que le sang des règles ne peut plus s'échapper au dehors, quel que soit le siège de l'imperforation.

Le sang des règles, ainsi retenu, s'accumule dans l'intérieur du système génital et forme une tumeur liquide qui va en grossissant de plus en plus.

Si l'imperforation siège à la vulve, c'est surtout le vagin qui est distendu par le sang, ainsi que l'indique la figure 36.

Quand l'obstacle siège à l'un des orifices utérins, c'est la cavité utérine, et parfois celle des trompes, qui subit la distension par le sang (fig. 37).

Dans le premier cas on dit qu'il y a *hématocolpos* (ce qui veut dire : sang dans le vagin), et dans le second *hématomètre* (sang dans l'utérus).

Peut-on porter remède à cet accident ?

Oui, on le peut. Pour cela il faut ouvrir le canal obturé.

Quand l'imperforation porte sur la vulve, on sectionne avec le bistouri la cloison qui retient le sang.

On opère de même quand il y a occlusion de l'orifice utérin, mais dans ce dernier cas l'opération peut être difficile, si le canal utérin est obturé sur une longue portion de son parcours.

Aussitôt la cavité ouverte, le sang plus ou moins décomposé s'écoule au dehors et la femme est rendue à son état normal.

Parmi les vices de conformation vous avez pro-

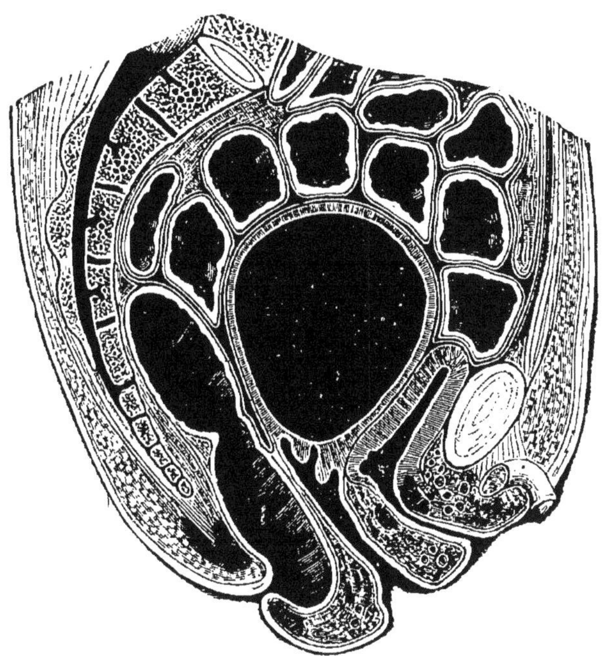

Fig. 37. — Hématomètre.

mis de nous parler de l'hermaphrodisme, c'est un sujet qui nous intéresse. Qu'entend-on exactement par là ?

Hermaphrodisme, comme terme, signifie un être qui est à la fois homme et femme.

Ce seraient deux êtres de sexe différent réunis en un seul.

Mais l'hermaphrodisme ainsi défini n'existe pas.

Ce qui existe, ce sont des êtres mal formés qui

possèdent comme système génital des organes masculins et des organes féminins.

C'est, par exemple, un homme qui possède un vagin, ou une femme qui possède une verge, rappelant tout à fait par sa conformation celle de l'homme.

Quant à l'ensemble de l'individu (seins, barbe, etc.), il est tantôt celui de l'homme, tantôt celui de la femme.

Comment peut-on dans ce cas déterminer le sexe exact de l'individu ?

La base du sexe est la glande primordiale, *testicule* ou *ovaire*.

Tout individu pourvu de testicules est un homme, et, au contraire, pourvu d'ovaires est une femme.

Le diagnostic du sexe repose donc sur celui de la glande sexuelle, testicule ou ovaire.

Ce diagnostic est toujours possible sur un cadavre, car le microscope révélant la structure interne de la glande lève tous les doutes, alors que l'examen à l'œil nu en avait laissé ; mais sur le vivant il arrive quelquefois que ce diagnostic soit difficile, douteux, et qu'on ne puisse arriver à déterminer le sexe en question.

De là ces erreurs de sexe qu'on ne corrige qu'après la mort, des états civils qu'on ne peut affirmer qu'après la mort.

Toutefois ces faits sont rares.

Les hermaphrodites sont-ils susceptibles de se marier et d'avoir des enfants ?

Cela dépend, et à cet égard il y a hermaphrodite et hermaphrodite.

Quand l'hermaphrodisme est léger, s'il s'agit d'un

homme avec un embryon de vagin, ou d'une femme avec une petite verge — on peut dire simplement un gros clitoris — cet homme et cette femme pourront procréer, c'est-à-dire l'homme féconder une femme, et la femme être fécondée par un homme.

Mais lorsque l'hermaphrodisme est très accentué, il ne saurait plus en être de même ; les organes, soit mâles, soit femelles, n'arrivent pas à un degré suffisant de perfection pour permettre le fonctionnement normal ; en pareil cas, la procréation est impossible et le mariage n'est pas à conseiller, car à tous les points de vue il ne pourrait aboutir qu'à de piètres résultats.

Seulement, il peut être très difficile au médecin de se prononcer en pareil cas, c'est une question de degré. Aux extrêmes, les conclusions sont faciles, mais très ardues dans les degrés moyens.

L'hermaphrodisme est-il une cause de divorce ?

Oui, si les rapports sexuels sont impossibles, si, par exemple, la femme n'a qu'un rudiment de vagin, ou si l'homme n'a qu'une verge d'enfant.

Si les rapports sont possibles, mais la procréation impossible, n'est-ce pas encore un motif suffisant de divorce ?

Non, du moment où les rapports sexuels s'accomplissent dans des conditions à peu près normales, l'impossibilité de procréer, qui serait d'ailleurs bien difficile à établir d'une façon indiscutable, ne saurait être une cause suffisante de divorce.

Et les vices de conformation autres que l'hermaphrodisme peuvent-ils être une cause de divorce, par exemple le développement rudimentaire du système génital ?

Ces vices de conformation ne peuvent devenir une cause de divorce que quand ils rendent l'union sexuelle absolument impossible.

Quand, médicalement, on peut prouver que les rapports sexuels sont impossibles, comme le mariage ne saurait exister sans ces rapports, le divorce pourra être prononcé.

Toutefois ces faits seront relativement rares, car dans les cas où il y a arrêt de développement du système génital, les règles manquent et sont rares ; alors, avant de marier la jeune fille, on consulte un médecin, pour savoir s'il conseille le mariage.

Si le médecin constate un système génital trop peu développé pour permettre les rapports, il déconseillera le mariage et son conseil sera vraisemblablement suivi.

Dans les cas de développement rudimentaire du système génital, ne peut-on pas remédier au vice de conformation qui existe ?

Quand l'atrophie est peu marquée, on peut en effet y remédier, mais lorsqu'elle est très accentuée, il n'y a rien à faire et tout traitement serait illusoire ; il faut prendre son parti du vice de conformation et arranger en conséquence la vie de la personne.

Comment peut-on remédier à l'atrophie quand elle n'est pas accentuée ?

J'ai surtout en vue ici l'atrophie de l'utérus ; des divers organes génitaux, c'est l'atrophie de l'utérus qui est la plus curable.

Cette atrophie est une cause de stérilité ; en y

remédiant, on peut permettre la maternité à la femme.

M. Auvard a observé un certain nombre de cas où ce résultat a pu être obtenu grâce à l'emploi du *massage utérin* et de l'*électricité* (électricité galvanique), soit par l'emploi isolé de ces deux moyens, soit par leur emploi simultané.

En tout cas ces moyens, bien employés, sont inoffensifs ; on pourra donc les conseiller toutes les fois que le degré d'atrophie utérine ne sera pas trop prononcé.

Expliquez-nous maintenant ce qu'on entend par fistules ? C'est un mot que nous avons souvent entendu prononcer, mais dont nous ne connaissons pas le sens exact ?

La fistule est une communication anormale entre deux organes voisins.

Supposez un canal et une rivière placés l'un à côté de l'autre ; leurs eaux ne peuvent se mélanger, car il n'y a pas de communication, ce qui permet en général de maintenir les eaux du canal plus hautes que celles de la rivière. Mais si une communication s'établit entre les deux trajets d'eau, cette distinction n'existera plus, et si les eaux du canal sont plus élevées elles viendront se mélanger à celles de la rivière. Cette communication, si on était en médecine, s'appellerait fistule.

Quelles sont les fistules qui peuvent se produire au niveau du système génital ?

Consultez la figure ci-jointe qui représente la coupe des *organes* dits *pelviens*, c'est-à-dire organes qui se trouvent dans le bassin.

Vous y voyez en arrière le *rectum,* se terminant inférieurement par l'anus.

Ne faites pas encore attention aux *traits noirs* qui existent dans la figure.

En avant, vous apercevez la coupe d'un petit réser-

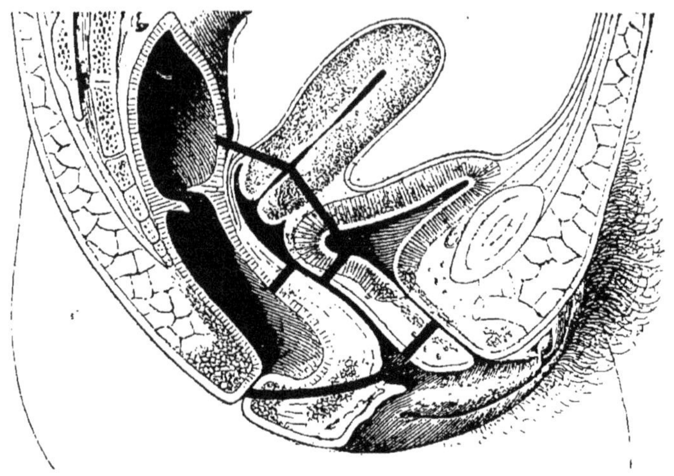

Fig. 38. — Schéma de fistules.

voir qui n'est autre que la *vessie* et qui arrive à la vulve par l'intermédiaire d'un canal mince, l'*urètre.*

Entre la vessie et le rectum se trouve l'*utérus* dont vous voyez la coupe, et au-dessous de lui le *vagin* qui arrive à la *vulve.*

En somme, cette figure nous montre trois organes ou canaux contigus, à savoir :

En arrière, le *rectum et l'anus ;*

Au milieu, l'*utérus et le vagin ;*

En avant, la *vessie et l'urètre.*

A l'état normal, ces trois canaux sont absolument distincts l'un de l'autre et ne présentent aucune trace de communication.

Mais prenez un emporte-pièce, et mordez avec dans

la cloison qui sépare les organes, et vous allez les faire communiquer, établissant autant de fistules que vous ferez de trous.

Or, les tracés noirs qui existent dans la figure 38, et que je vous disais de ne pas regarder tout à l'heure, vous indiquent les diverses variétés de fistules qui peuvent exister.

Concentrez maintenant votre attention sur ces *traits noirs*, et vous verrez qu'entre le rectum et le canal génital, il peut exister trois variétés de fistules, à savoir, en allant de haut en bas :

La fistule recto-utérine ;

La fistule recto-vaginale ;

La fistule ano-vaginale.

Entre le canal génital et le canal urinaire, également trois variétés de fistules, à savoir :

La fistule utéro-vésicale ;

La fistule vagino-vésicale ;

La fistule vagino-urétrale.

Telles sont les principales variétés de fistules qui peuvent exister.

Quelle est la cause de ces fistules? Comment se produisent-elles ?

Ces fistules peuvent se produire de deux façons :

Les unes surviennent à la suite de l'accouchement;

Les autres après une blessure accidentelle ou opératoire.

On appelle les premières *spontanées* et les secondes *traumatiques*.

Un mot sur la production de chaque variété :

Supposez un accouchement trop long, la tête de l'enfant appuie longtemps au même point; or ce point du tissu se mortifie, après quelques jours il tombe gangrené, et, si ce point existait sur la cloison qui sépare deux organes, une communication se trouverait ainsi établie.

On fait une opération quelconque dans la zone génitale, un instrument mal dirigé divise la cloison qui sépare deux organes : de cette division résulte la fistule en question.

Enfin, il existe une troisième variété de fistules, ce sont celles qui se produisent à la suite du cancer; le tissu étant rongé par ce mal, les fistules cancéreuses sont incurables et c'est pour cela que je les ai rangées à part.

Quelle est la conséquence de ces fistules ?

Les fistules qui font communiquer le canal génital avec le rectum ont pour conséquence le passage, par le vagin et la vulve, des matières fécales et des gaz intestinaux, — infirmité des plus pénibles, qui fait que la femme est constamment souillée du contenu de l'intestin.

Les fistules qui font communiquer le canal urinaire avec le vagin s'accompagnent de l'écoulement continuel de l'urine au dehors; l'infirmité est moins répugnante que pour les matières fécales, mais la constante humidité qui en résulte, et qui amène l'irritation de la vulve et de la peau dans tout le voisinage, est des plus pénibles pour la femme.

Vous voyez donc combien les conséquences de fistules sont fâcheuses pour l'intéressée et combien le petit orifice, parce qu'il est mal placé, est à redouter pour la femme.

Peut-on guérir les fistules et par quel moyen ?

On peut les guérir par une opération qui consiste

à fermer l'orifice anormal à l'aide de sutures ; les tissus avivés se recollent et l'état normal se trouve ainsi rétabli.

Presque toutes les fistules peuvent être guéries, grâce à la chirurgie ; cependant, il en est quelques-unes avec lesquelles toute tentative échoue : c'est quand il y a eu des délabrements trop considérables, et qu'il ne reste pas assez de tissus sains pour pouvoir facilement opérer.

Pour ces cas rebelles, on a inventé des poches de caoutchouc se fixant à la vulve, à l'effet de recueillir l'urine et les matières fécales au fur et à mesure qu'elles s'échappent au dehors. Mais ces appareils sont très peu commodes, et M. Auvard a vu la plupart des femmes préférer les infirmités à la contrainte de les porter.

La femme est alors obligée de se garnir de serviettes qu'elle changera aussi souvent que nécessaire.

Les déchirures du périnée, dont vous avez à nous parler pour finir le chapitre actuel, sont-elles plus ou moins fréquentes que les fistules ?

Les petites déchirures du périnée sont beaucoup plus fréquentes que les fistules ; quant aux grandes, celles qui font communiquer le rectum avec la vulve en déchirant l'anus, bien que beaucoup plus rares que les précédentes, elles sont encore plus fréquentes que les fistules.

Comment se produisent ces déchirures du périnée ?

Elles se produisent au moment de l'accouchement.

Quand la tête fœtale, trop volumineuse, passe trop

vite par l'ouverture de la vulve, l'anneau vulvaire éclate et, comme c'est en arrière qu'il est le moins bien soutenu par la' nature, c'est là que se fait la déchirure.

Quand la déchirure est légère, elle respecte complètement l'anus; quand elle est étendue, elle intéresse l'anus et remonte plus ou moins haut sur la cloison recto-vaginale.

La première variété de déchirures s'appelle *simple* et la seconde *compliquée*.

Quelles sont les conséquences de ces déchirures ?

Simple ou compliquée, la déchirure a pour conséquence de supprimer l'appui que, dans les conditions normales, le périnée fournit à la matrice, de telle sorte que, privé de cet appui, l'utérus s'abaisse, et il se produit petit à petit une *descente* ou *prolapsus de l'utérus*.

Toute déchirure périnéale expose donc à la chute de l'utérus.

De plus, quand elle est compliquée, cette déchirure supprime l'anus, de telle sorte que les matières fécales, n'étant plus retenues, s'échappent au dehors, absolument comme avec une fistule rectale ; autrement dit il y a *incontinence des matières fécales*.

La déchirure simple a donc *une* conséquence fâcheuse, la descente de l'utérus ; la déchirure compliquée en a *deux :* la descente de l'utérus et l'incontinence des matières fécales.

Peut-on empêcher facilement les déchirures du périnée ?

L'accoucheur peut beaucoup à cet égard.

Avec un bon accoucheur, on peut dire qu'il n'y aura jamais de déchirure compliquée.

Quant à la déchirure simple, il est des cas où l'enfant est réellement trop gros et ne peut passer sans déchirure, mais en pareil cas l'accoucheur peut faire des incisions qui, en agrandissant les dimensions de la vulve, empêchent la déchirure de se produire, et ces incisions, faites sur le côté en se cicatrisant, ne laisseront pour ainsi dire aucune trace de leur passage.

Vous voyez donc qu'avec un bon accoucheur les déchirures ne doivent pas exister, ou être réduites à très peu de chose.

Quand il existe une déchirure, conseillez-vous de la recoudre de suite après l'accouchement ?

Oui, je le conseille, il faut recoudre la déchirure de suite après la délivrance ; c'est certainement là une opération un peu douloureuse, bien que très atténuée par la cocaïne et au besoin par le chloroforme. Survenant après toutes les douleurs de l'accouchement, à un moment où la femme a soif de repos, cette opération sera très mal acceptée, mais elle est nécessaire et elle évite pour la suite toutes les fâcheuses conséquences de la déchirure.

Pour sa part, M. Auvard conseille, que la déchirure soit simple, ou qu'elle soit compliquée, la périnéorraphie de suite après la délivrance.

Il préfère de beaucoup l'application des sutures à celle des serre-fines (fig. 39), sorte de petites pinces inventées pour tenir les tissus en place ; car leur application est à peu près aussi douloureuse que celle des sutures, et elle donne de bien moins bons résultats.

Quand l'opération n'a pas été faite de suite après l'accouchement, peut-on la faire quelques heures après, ou vaut-il mieux attendre plus longtemps?

Quand l'opération n'a pas été faite de suite, — soit

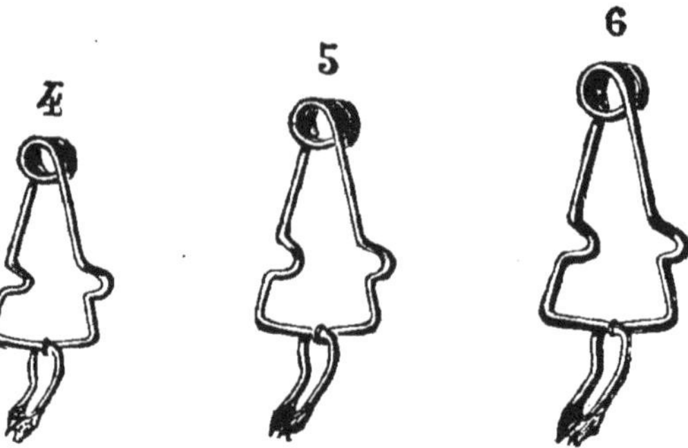

Fig. 39. — Serre-fines.

parce que, l'accouchement ayant été fait par la sage-femme, le médecin était absent, — soit parce qu'on n'avait pas sous la main le nécessaire, — soit pour toute autre raison, — M. Auvard estime qu'on peut la faire pendant les six heures qui suivent la délivrance.

Mais après ce temps, mieux vaut ne plus opérer, car les chances de réussite sont très diminuées, et il vaut mieux attendre quelques mois, quatre à six mois, que la femme soit tout à fait rétablie, pour faire alors l'opération nécessaire.

Ne peut-on pas en pareil cas attendre que la chute de l'utérus commence à se produire, car, si la déchirure est sans conséquence fâcheuse, la femme peut vivre avec, sans se soumettre aux ennuis d'une opération?

Non, il ne faut pas attendre ce moment, car alors les conditions sont moins favorables ; quand la chute commence à se produire la matrice est déjà abaissée, et elle reprend moins facilement sa place normale.

D'autre part, la chute de l'utérus n'est pas le seul inconvénient de la déchirure. Quand, en effet, le périnée est déchiré, la vulve ne ferme plus, les poussières pénètrent dans le vagin, irritent l'intérieur du système génital, en sont les causes fréquentes d'inflammation.

Mieux vaut donc, à tous les points de vue, opérer le plus tôt possible, c'est le seul moyen de remettre la femme dans son état normal.

2° Inflammations génitales.

Qu'entendez-vous par génitalite ?

Par génitalite on entend l'inflammation du système génital ; d'une façon générale la terminaison *ite* indique l'inflammation. Par exemple, la bronchite est l'inflammation des bronches, laryngite celle du larynx, etc.

Est-ce que le système génital est ainsi enflammé en bloc, tout entier ?

Parfois il l'est, mais le plus souvent l'inflammation se localise à un organe, quelquefois même à une portion d'organe seulement.

Aussi l'inflammation de chacun des organes génitaux prend-elle un nom spécial.

Quel est ce nom ?

En face de l'organe je mets le nom de l'inflammation :

Vulve.	Vulvite.
Vagin.	Vaginite.
Utérus	Métrite.

Trompe.	Salpingite.
Ovaire	Ovarite.
Péritoine	Péritonite.
Tissu cellulaire	Cellulite.

Pour indiquer que c'est le péritoine et le tissu cellulaire du bassin, on ajoute *pelvi* et on dit *pelvi-péritonite, pelvi-cellulite.*

Le point qui nous intéresse le plus dans ces diverses maladies, c'est la manière dont nous pourrions reconnaître ou soupçonner que la femme en est atteinte. Pourriez-vous nous indiquer à quoi le reconnaître ?

La chose est possible, et pour la faire nous allons prendre successivement chacune des maladies en question.

Bien. A quels symptômes peut-on reconnaître que la femme est atteinte de vulvite ?

Elle éprouve une sensation de gonflement, d'irritation, de brûlure, au niveau des parties génitales extérieures.

L'urine au moment de la miction cause, en passant, des cuissons plus ou moins vives.

Le linge au contact de la vulve est taché de jaune.

Le médecin, quand il pratique l'examen, constate que la vulve est d'un rouge plus ou moins vif, parfois il existe des ulcérations en un ou plusieurs points ; sur toute la surface enflammée se fait une sécrétion muco-purulente, qui n'est autre que du pus et qui, comme nous le disions à l'instant, tache le linge de jaune.

Et la vaginite, à quoi se reconnaît-elle ?

Elle se reconnaît surtout à l'écoulement dont elle

est la source, — écoulement jaune, ou jaune verdâtre, qui fait sur la chemise des taches plus ou moins grandes.

Par elle-même la vaginite ne cause pas de douleurs, mais elle s'accompagne ou se complique souvent de vulvite, qui évolue avec ses symptômes, tels que nous venons de les exposer.

Mais si la douleur n'existe pas dans les conditions normales, elle devient au contraire excessivement vive s'il y a tentative de rapports sexuels, ou si le médecin, pour se renseigner essaie d'introduire le spéculum ou simplement le doigt. Alors la douleur devient aiguë, et si on insiste pour pénétrer dans le vagin, elle devient assez vive pour arracher des cris.

En pareil cas l'accès du vagin est aussi difficile et pénible que chez une vierge à hymen étroit; la pénétration est d'autant plus difficile que l'inflammation est plus vive.

L'écoulement vaginal avec cette difficulté de pénétrer constituent par leur réunion les deux symptômes caractéristiques de la vaginite. Quand ils existent réunis on peut affirmer l'existence de cette maladie.

La métrite est-elle aussi douloureuse que la vaginite ?

Non, la douleur ne se ressemble pas du tout dans les deux cas.

Dans la métrite *aiguë* la femme éprouve des élancements dans tout le bas-ventre; tout le ventre est tendu, excessivement sensible; le poids des couvertures est insupportable; toute secousse, le simple mouvement exagèrent les souffrances. Le médecin peut pénétrer dans le vagin avec le doigt ou le spéculum, mais quand il arrive sur l'utérus, il cause des douleurs intolérables qui l'obligent à s'arrêter dans son examen.

Dans la métrite *chronique* la douleur est beaucoup moins vive. La femme éprouve surtout de la pesanteur dans les reins, au bas-ventre, parfois des douleurs à la ceinture, partant des reins et arrivant en avant au-dessous de l'ombilic; il y a également des irradiations douloureuses le long des cuisses jusque dans les mollets. La marche, toute fatigue, toute secousse, accentuent les phénomènes douloureux; les rapports sexuels sont possibles avec la métrite chronique alors qu'ils ne l'étaient pas avec l'aiguë, mais ils sont plus ou moins douloureux.

A l'examen, le médecin constate dans la forme *aiguë* une augmentation de volume notable de la matrice, coïncidant avec un état excessivement douloureux de l'organe; dans la forme *chronique* il trouve également le volume plus considérable qu'à l'état normal; cette hypertrophie porte sur le corps et sur le col de l'organe; au spéculum le col de l'utérus est gros, rouge plus ou moins violacé, et la surface du col est à vif sur une assez grande partie de son étendue, comme s'il y avait une ulcération.

De la matrice s'échappe un écoulement de glaires purulentes, c'est-à-dire de glaires teintées de jaune, comme si on avait teint du blanc d'œuf avec du *jaune sale*.

L'écoulement qui provient de l'utérus a toujours cette consistance glaireuse, alors que celui qui provient du vagin est liquide. Cette différence de consistance entre l'écoulement de l'utérus et celui du vagin est intéressante à connaître, car elle permet, rien que par l'examen du linge souillé, de dire quelle est la provenance de l'écoulement et, partant, quel est l'organe malade.

Est-ce que toutes les fois qu'il existe sur le col une apparence de plaie, on peut dire qu'il y a métrite ?

Non, il y a d'autres causes que la métrite qui amènent des ulcérations, le cancer par exemple, ou encore l'herpès et certaines maladies vénériennes, les plaques muqueuses, le chancre mou, voire même le contact prolongé d'un corps étranger, comme un pessaire.

Le médecin peut-il, par l'examen au spéculum, se prononcer sur la nature de l'ulcération ?

Oui, il le peut dans la majorité des cas. Quand il a des doutes, en suivant pendant un certain temps l'évolution du mal, il arrivera à éclairer le diagnostic.

Comment reconnaît-on une salpingite ?

Nous réunirons ici la salpingite et l'ovarite, dont l'évolution est le plus souvent simultanée, et dont les symptômes se confondent.

Alors comment reconnaît-on une salpingo-ovarite ?

Comme pour la métrite, il faut distinguer la forme aiguë et la forme chronique.

Dans la forme aiguë l'aspect de la maladie ressemble beaucoup à celui de la métrite aiguë, avec cette différence toutefois, que la douleur à l'examen, au lieu de siéger au niveau de la matrice, siège au niveau des organes malades eux-mêmes.

Dans la forme chronique, il y a des douleurs des

reins, comme dans la métrite, des douleurs du bas-ventre, plus accentuées, en général, d'un côté que de l'autre, et prédominantes au voisinage de l'aine ; irradiations aussi le long des membres inférieurs ; mêmes douleurs dans les rapports sexuels qu'avec la métrite.

En somme, les symptômes sont presque identiques dans la métrite et la salpingo-ovarite ; il n'y a de différence qu'à l'examen pratiqué par le médecin, et cet examen peut *seul* permettre d'établir le diagnostic entre ces deux sortes de maladies.

Dans la *métrite* on trouve l'utérus gros, hypertrophié, plus ou moins douloureux, l'orifice du col à vif comme ulcéré, écoulement glairo-purulent.

Dans la *salpingo-ovarite* l'utérus est normal, à moins qu'il n'y ait complication de métrite, ce qui n'est pas rare ; mais à côté de l'utérus, — tantôt d'un côté, tantôt des deux, suivant que la maladie est uni ou bilatérale, — on trouve une petite tumeur, grosse comme une prune, comme un abricot, comme une mandarine ou même davantage, et qui est constituée par la trompe et l'ovaire malades.

Comment reconnaît-on la pelvi-péritonite *et la* pelvi-cellulite ?

La *pelvi-péritonite* n'est le plus souvent qu'une complication de la salpingo-ovarite, et ses symptômes se confondent avec ceux de cette maladie.

Quant à la *pelvi-cellulite*, elle survient le plus ordinairement pendant les suites de couches, et constitue une des formes de la fièvre puerpérale. La fièvre se déclare quelques jours après l'accouchement et le médecin constate une tuméfaction placée à droite et à gauche de l'utérus, tuméfaction qui peut guérir sans produire d'autre désordre ou qui, dans d'autres cas, aboutit à la formation d'un abcès.

Vous nous avez indiqué les signes qui permettraient de reconnaître les diverses formes d'inflammation génitale, ou de génitalite, ainsi que vous avez dit en débutant; pourriez-vous maintenant nous expliquer sommairement comment on arrive à guérir ces diverses maladies?

La *vulvite* se guérit par le repos, les grands bains fréquents, l'application de poudres astringentes, au besoin quelques cautérisations avec un caustique faible.

La *vaginite* est plus difficile à traiter.

Dans la période aiguë, l'impossibilité de pénétrer dans le vagin fait qu'il faut se borner aux grands bains quotidiens, ou biquotidiens, d'une heure à une heure et demie de durée.

Quand la période aiguë est terminée, et qu'il devient possible de pénétrer dans le vagin, on cautérisera la surface malade avec une solution de nitrate d'argent à 1/100 ou à 1/50, puis on bourrera le vagin de poudre antiseptique (acide borique) et de coton hydrophile ou de gaze iodoformée. Il est très important, si l'on veut que la guérison se fasse vite, que les parois vaginales soient séparées l'une de l'autre par un corps étranger; c'est pour cela que le bourrage du vagin donne dans cette maladie de si bons résultats. On complétera ce traitement par des injections antiseptiques au permanganate de potasse à 1/2000, au sublimé à 1/2000 ou à l'acide phénique à 1/200.

La *métrite*, lorsqu'elle est aiguë, exige le séjour au lit, l'application sur le ventre de grands cataplasmes, dans certains cas l'application en permanence sur le ventre d'un sac de glace, avec interposition de flanelle. Ce sac doit être renouvelé aussitôt que la glace est fondue, afin que le contenu ne se réchauffe pas, ce qui se fait toutes les deux ou trois heures.

Quand elle est chronique, la métrite, si elle est étendue, ne se guérit bien que par une opération, d'ailleurs sans danger, le curage ou l'amputation du col ; si elle est légère, des cautérisations, des scarifications et des pansements faits régulièrement deux à trois fois par semaine pendant deux à trois mois, peuvent suffire. Mais, si l'on veut obtenir un bon résultat, il faut que ce traitement aboutisse à la guérison complète, et ne soit pas interrompu en chemin, alors qu'il n'y a qu'une sérieuse amélioration ; c'est d'ailleurs ce qui arrive le plus souvent : la malade, pour éviter une opération, se décide à recourir aux pansements, se promettant de suivre régulièrement le traitement jusqu'au bout ; puis après quelques semaines, fatiguée de ce traitement qui demande beaucoup de constance, elle l'interrompt sans être guérie. Dans ces conditions la maladie ne tarde pas à recommencer, et, après quelques mois, l'état est redevenu ce qu'il était auparavant et c'est alors que la malade, instruite par l'expérience, alors qu'elle ne voulait pas croire à celle de son médecin, se décide à l'intervention chirurgicale.

Vous dites que le curage amène la guérison en pareil cas ; nous avons cependant autour de nous quelques exemples de curage qui n'ont pas abouti à cet heureux résultat ?

Oui, le curage échoue souvent, — ou parce qu'il

est mal fait, c'est-à-dire par une main trop timide, qui, par crainte, n'agit pas assez hardiment, — ou parce qu'on ne l'a pas complété par une opération nécessaire, par exemple l'amputation du col. Dans ce cas il y a échec parce que l'indication thérapeutique est mal posée ou mal exécutée. Quand on désire être guérie d'une métrite, il faut se confier à un spécialiste expérimenté, et non, comme on le fait souvent, à un médecin quelconque, qui applique mal le traitement nécessaire.

Bien exécuté, le curage réussit le plus souvent, pas toujours cependant; mais, en tout cas, c'est un moyen inoffensif, et parmi tous les moyens de guérison qu'on peut proposer en pareil cas, c'est de beaucoup le meilleur traitement.

Voilà à mon avis ce qu'il faut penser du curage, dont on a dit tant de bien et tant de mal, et qui, après une vogue excessive, est tombé dans un discrédit immérité.

J'arrive au traitement de la *salpingo-ovarite*. Dans sa phase *aiguë*, même traitement par le lit, cataplasmes et sacs de glace, que pour la métrite. Dans la phase *chronique*, la question se pose, si la guérison sera possible sans opération chirurgicale, — laquelle opération consiste à enlever les organes malades, d'un seul côté ou plutôt de deux côtés.

Quand il y a un abcès, l'opération s'impose; quand il n'y a pas d'abcès, on essaie le traitement médical, qui consiste à faire le bourrage du vagin, trois fois par semaine. Ce bourrage s'exécute en distendant le vagin avec quatre ou cinq tampons de coton hydrophile, imbibés de glycérine. Ces tampons sont laissés en place jusqu'au pansement suivant, et enlevés, par conséquent, par le médecin lui-même, au moment où il va appliquer le nouveau pansement. Ce traitement ne nécessite pas le séjour au lit; les pansements ont lieu au cabinet du médecin et la malade peut dans l'intervalle vaquer à ses occupations habituelles, en évitant toutefois les grandes fatigues. Au bout d'un mois de ce traitement on apprécie les résultats qu'il fournit, et d'après ces résultats on juge si ce traitement médical, continué un temps suffisant, produira la guérison demandée, ou si, au contraire, l'obligation d'une opération s'impose.

Si, en effet, la masse constituée par la salpingo-ovarite a notablement diminué, le résultat est en faveur du traitement médical. Si, au contraire, la diminution est faible, c'est que ce traitement sera insuffisant et que l'opération est nécessaire.

Il faut aussi compter avec la *récidive*. Si après deux ou trois mois de bourrage, alors que la guérison semblait complète ou presque complète, on voit la maladie recommencer, quand le traitement est cessé depuis quelques semaines, cette rechute plaide pour la nécessité d'une opération.

En résumé, à moins d'un abcès qui indique l'opération, essayez le bourrage, et, par le résultat observé, vous verrez si ce bourrage constituera un traitement suffisamment efficace, ou au contraire s'il faudra recourir à la chirurgie.

Mais quand la femme est atteinte de salpingo-ovarite, même incurable, ne peut-elle vivre avec son mal, en prenant les précautions suffisantes, sans s'exposer aux chances d'une opération qui si souvent met la vie en danger?

Oui, quand la malade est fortunée, quand elle peut

passer sa vie sur une chaise longue, elle peut éviter une opération et avoir néanmoins une existence tolérable, mais c'est une véritable infirme, incapable de toute fatigue, et à mon avis, mieux vaut courir la chance d'une opération, dont la mortalité est maintenant très diminuée, et recouvrer complètement la santé, que de vivre dans ces conditions précaires.

La décision à prendre dépend en pareil cas du tempérament de chacun, et ce sera à l'intéressée de se prononcer, alors qu'elle a été complètement éclairée sur son cas.

Je ne vous parlerai pas du traitement de la *pelvi-péritonite*, qui se confond avec celui de la salpingo-ovarite, je vous dirai seulement que les adhérences qui résultent habituellement de cette maladie seront très heureusement traitées par le *massage génital;* c'est là une des meilleures indications de ce mode de traitement.

Je ne vous dirai rien non plus du traitement de la *pelvi-cellulite,* qui se confond avec celui de la septicémie puerpérale.

Si je résume en terminant ce qui a été dit du traitement de la génitalite, nous voyons que pour la vulvite et la vaginite le traitement est exclusivement médical.

Quant à ce qui est de la métrite et de la salpingo-ovarite, ce traitement, toujours, ou presque toujours médical dans la période aiguë, sera dans la période chronique tantôt chirurgical, tantôt médical, suivant la gravité de l'inflammation.

Pour la métrite, toutes les fois que le cas semblera en principe nécessiter l'intervention chirurgicale (curage et amputation du col), il vaudra mieux la décider promptement, et sans perdre de temps au traitement médical, le plus souvent insuffisant.

Pour la salpingo-ovarite, à moins que les circonstances ne justifient d'emblée l'intervention chirurgicale (ablation des organes par la laparotomie ou la voie vaginale), il sera préférable de tenter le traitement médical, et de ne recourir à l'opération, — qui en somme fait courir certains risques et enlève des organes indispensables à la génération, — que si elle est jugée par l'expérience absolument nécessaire.

3° Troubles circulatoires.

Qu'entendez-vous par troubles circulatoires du système génital ?

J'entends les *congestions*, les *varices*, les *accumulations de sang*, les *écoulements sanguins*, les *tumeurs de sang ou hématocèles*, qui ont pour scène le système génital.

Ces diverses maladies occupent-elles une place importante ?

Relativement non. Les congestions en effet sont rares à l'état isolé, les varices sont peu connues, les hémorragies, il est vrai, sont fréquentes, mais elles sont importantes, non par elles-mêmes, mais seulement par leurs causes ; quant aux hématocèles elles constituent une dépendance de la grossesse extra-utérine.

Vous dites que la congestion est rare, et cependant on entend souvent parler de congestion utérine. Pourquoi cela ?

Oui, c'est une expression dont on abuse. Le mot

congestion est facilement compris du public ; or, quand nous devons donner une explication, nous aimons à recourir à ces expressions connues, qui parlent à l'esprit, au lieu d'employer des termes techniques, qui resteraient incompris ; c'est pour cela que nous employons souvent l'expression *congestion* utérine, alors qu'en réalité il s'agit d'une autre maladie, car la congestion utérine à l'état isolé est relativement rare. L'état que nous désignons souvent sous cette expression est la métrite ; il y a en effet dans cette maladie de la congestion, mais elle ne constitue qu'un état pathologique accessoire.

Où se développent les varices génitales ?

Elles se développent dans les veines du ligament large, autrement dit dans les veines utérines et utéro-ovariennes ; ce sont les veines qui remportent le sang de l'utérus.

Ces varices se constituent, comme toutes les dilatations veineuses, quand il y a une gène au retour du sang : vêtements trop serrés, efforts fréquents et exagérés, maladie de cœur troublant la circulation, tumeur comprimant les vaisseaux qui ramènent le sang au cœur.

A quoi reconnaît-on l'existence de ces varices ?

La femme éprouve dans le bassin une sensation de tension, de réplétion. En pratiquant le toucher vaginal, on a, au niveau du ligament-large, la sensation d'une éponge remplie de liquide, et qui n'existe pas dans les conditions normales.

Comment les guérir ?

Avant tout, en supprimant la cause de leur production, le plus souvent *corset trop serré,* ensuite en favorisant par le massage et l'électricité la circulation du sang; on conseille aussi l'administration, par la bouche, de l'hamamelis virginica.

Les écoulements de sang qui se font par les organes génitaux ne sont pas, d'après ce que vous nous avez dit, importants par eux-mêmes, mais seulement par la cause qui les produit. Quelle est leur cause la plus habituelle ?

À la vulve et au vagin, ce sont les plaies qui sont la source la plus habituelle des hémorragies et parfois aussi des ulcérations.

Au niveau de l'utérus, en dehors de la puerpéralité, qui amène des hémorragies fréquentes, les trois causes principales d'écoulement sanguin sont : le cancer, la tumeur fibreuse et l'inflammation (endométrite hémorragique). Les maladies du voisinage, par exemple la salpingo-ovarite, les tumeurs des trompes et des ovaires, peuvent également être une cause d'hémorragie utérine.

Toutes les fois qu'il existe une hémorragie utérine, il faut donc examiner avec attention tout le système génital, car la cause de ces hémorragies peut être soit dans l'utérus même, soit en dehors de lui; on voit donc par cela que l'hémorragie devient un symptôme banal qui n'appartient pas à une maladie définie du système génital, mais à des maladies très variées comme nature et comme siège.

Comment traite-t-on l'hémorragie génitale ?

L'hémorragie ne réclame un traitement pour ellemême que lorsque, par son abondance, elle est susceptible d'affaiblir la femme, parfois même de mettre ses jours en danger ; on possède alors comme *hémos-tatiques*, c'est-à-dire comme agents capables d'arrê-ter l'écoulement du sang, les injections vaginales chaudes, le tamponnement, l'ergot de seigle, s'il s'a-git d'une hémorragie utérine, et simplement la com-presse ou le pincement, si l'origine du sang est au vagin ou à la vulve.

Mais le traitement s'adressera surtout à la cause, car en guérissant cette cause, on supprime son effet, c'est-à-dire l'hémorragie.

Le diagnostic aussi permet d'établir la nature de cette cause, et on dirigera contre elle un traitement approprié dont je ne vous donnerai pas ici le détail, sans quoi il me faudrait, en quelque sorte, vous faire un exposé de presque toute la thérapeu-tique gynécologique.

Et les hémorragies qui dépendent de la gros-sesse extra-utérine, sous quel aspect se présentent-elles ?

Vous savez d'abord ce qu'on entend par grossesse extra-utérine, c'est le développement de l'enfant en dehors de la cavité utérine, dans l'intérieur de la trompe, d'où le nom de *grossesse tubaire,* qu'on lui a encore donné.

La figure 40 vous montre comment est constituée cette grossesse extra-utérine.

Or, quand la grossesse est ainsi constituée, il arrive un moment où la trompe se rompt, car elle ne peut, de par sa constitution, se développer suffi-samment pour contenir l'œuf humain.

Cette rupture se fait en général au bout de trois mois.

A ce moment il se produit naturellement une

hémorragie, résultat de la rupture, et le sang qui s'épanche forme un volumineux caillot auquel on donne le nom d'*hématocèle,* ce qui en grec veut dire tumeur de sang.

Cette tumeur de sang se forme tantôt dans le péri-

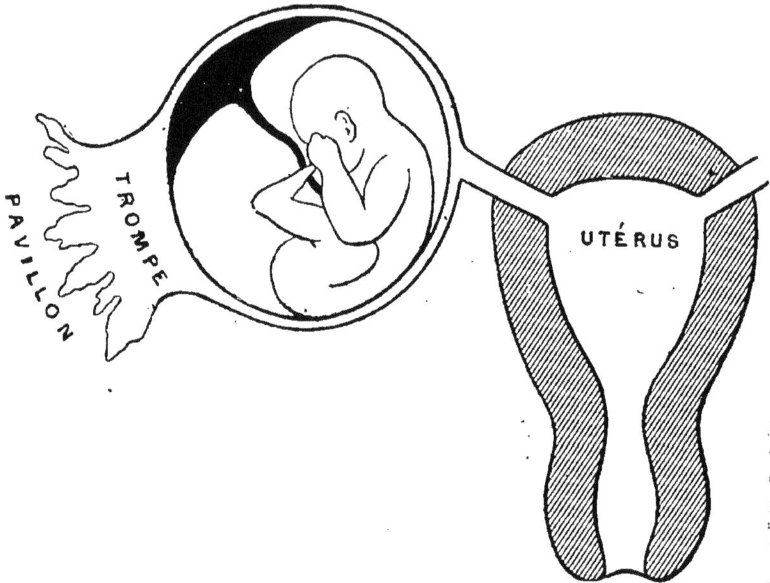

Fig. 40. — Grossesse extra-utérine.

toine, tantôt dans le tissu cellulaire, suivant le siège même de la rupture.

Il y aura donc deux variétés d'hématocèle :

L'hématocèle intra-péritonéale;

L'hématocèle extra-péritonéale.

La figure 41 donne une idée de ce qu'est cette tumeur de sang dans le cas d'hématocèle intra-péritonéale.

Le sang coagulé englobe tout l'utérus et l'emprisonne comme sous une calotte épaisse.

Que deviennent cette tumeur de sang et l'œuf qui se trouve dans son intérieur?

Dans certains cas exceptionnels elle suppure, et un abcès vient alors remplacer la tumeur sanguine;

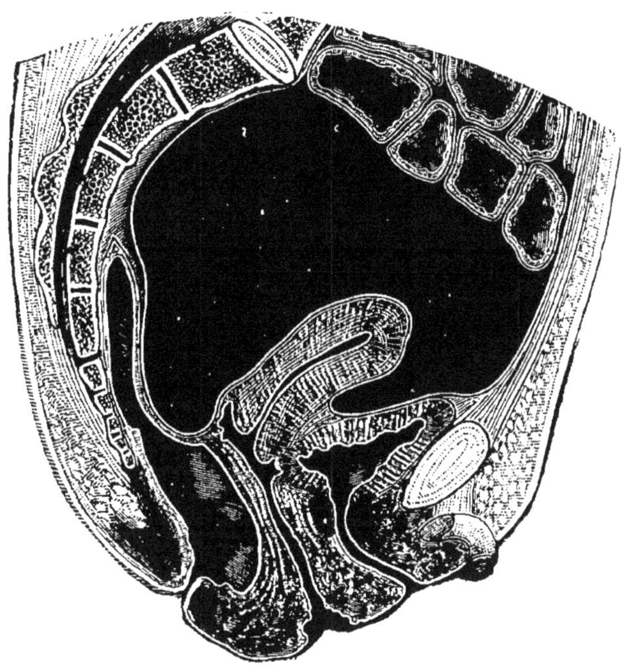

Fig. 41. — Hématocèle intra-péritonéale.

on ouvre cet abcès, et la guérison se fait comme après toute suppuration de cette région.

Le plus habituellement le caillot diminue petit à petit de volume ; il se résorbe, de sorte qu'il disparaît complètement en trois ou quatre mois. Il suffit en général que la malade reste au lit, sans autre traitement, pour observer cette heureuse terminaison.

On a bien proposé dans ce cas, pour hâter la guérison, d'aller enlever le caillot, soit par le vagin, soit par la paroi abdominale. Avec l'antisepsie cette opération est devenue bénigne. Elle est à conseiller aux femmes qui n'ont pas la patience de rester plusieurs semaines au lit, pour attendre leur guérison spontanée. Cependant, d'une façon générale, on préfère, dans les cas simples, quand il n'y a pas suppuration, laisser agir la nature ; la guérison est plus longue, il est vrai, mais elle est encore plus sûre.

Conclusion : en cas d'hématocèle, à moins de conditions spéciales, laissez la nature opérer la guérison, en l'aidant simplement par le repos au lit.

4° **Troubles nerveux**.

Quels sont les troubles nerveux qui peuvent dépendre du système génital de la femme ?

Ces troubles nerveux, qui se manifestent sous forme de névralgies, peuvent être de deux sortes :

tantôt des névralgies d'un organe génital ;

tantôt des névralgies plus ou moins éloignées de la sphère génitale.

Quelles sont les névralgies que la femme peut éprouver dans la sphère génitale ?

Tous les organes du système génital peuvent être atteints, à savoir :

La vulve, — névralgie de la vulve, ou *vulvalgie*, ou *vulvodynie*.

Le vagin, — névralgie du vagin, ou *vaginalgie*, ou *vaginodynie*.

L'utérus, — névralgie de l'utérus, ou *hystéralgie*, ou *hystérodynie*.

La trompe, — névralgie de la trompe, ou *tubalgie*, ou *tubodynie*.

L'ovaire, — névralgie de l'ovaire, ou *ovaralgie*, ou *ovarodynie*.

Dans d'autres cas, tous les organes génitaux, ou le plus grand nombre d'entre eux, peuvent être englobés dans cet état névralgique, et l'on a alors l'état désigné sous le nom de *grande névralgie pelvienne*, ou encore sous le nom de *génitalgie* ou de *génito-dynie*.

A quoi reconnaît-on ces diverses névralgies et peut-on les distinguer des autres maladies douloureuses du système génital ?

Une névralgie se reconnaît à ceci : un organe est douloureux spontanément et à la pression, sans présenter aucun autre caractère maladif.

La névralgie se distingue facilement des autres maladies génitales, par ceci : c'est que dans ces autres maladies l'organe est douloureux, mais outre les douleurs il y a d'autres symptômes, tels que l'augmentation de volume, le changement de coloration, des ulcérations, des hémorragies, etc.

En un mot, dans la névralgie l'organe paraît sain, et malgré cela il est douloureux ; dans les autres maladies, il est douloureux, mais son aspect, au toucher ou à la vue, révèle en outre un état maladif : inflammation, induration, tumeur, etc.

Quelles sont les causes de ces névralgies ?

Les trois grandes causes de ces névralgies sont l'*anémie* et la *chlorose*, que je réunis, car elles se tiennent par l'appauvrissement du sang.

Le *rhumatisme*.

L'*hystérie* et la *neurasthénie*, qui se réunissent, car elles sont deux maladies parentes du système nerveux ; je dis parentes et non identiques, car actuellement on sait nettement les différencier l'une de l'autre : la neurasthénie, en effet, est un épuisement du système nerveux, tandis que l'hystérie est un manque d'équilibre de ce même système nerveux.

Il existe bien encore quelques autres causes de névralgie, mais qui, par rapport à celles ci-dessus énoncées, ne jouent qu'un rôle secondaire.

Retenons seulement les trois grandes causes :

l'anémie-chlorose,

le rhumatisme,

l'hystéro-neurasthénie.

Ces névralgies sont-elles faciles à guérir ?

C'est excessivement variable. Il y en a de très faciles à guérir, d'autres, au contraire, rebelles à tous traitements. Tous les intermédiaires s'observent.

Quels sont les traitements les plus efficaces ?

Les calmants habituels, antipyrine, valériane, aconit, quinine, paullinia, réussissent momentanément à calmer la douleur, mais si l'on veut obtenir une guérison durable, il faut agir soit par l'électricité, soit par le massage, soit par l'hydrothérapie, soit par une médication tonique, quand l'anémie est en cause.

Dans certains cas rebelles à tout traitement on en arrive au traitement chirurgical.

En quoi consiste ce traitement chirurgical ?

Il consiste à enlever l'organe douloureux, l'ovaire s'il s'agit de lui, l'utérus s'il est le siège de la douleur, et tous les organes génitaux, c'est-à-dire utérus, trompe et ovaire, si l'on est en présence d'une grande névralgie pelvienne.

Les opérations donnent-elles de bons résultats en pareil cas ?

Tantôt oui, tantôt non.

Aussi les médecins sont-ils très divisés sur l'opportunité du traitement chirurgical en pareil cas, les uns le proscrivant absolument, d'autres au contraire le considérant comme indiqué.

Si les médecins sont si peu d'accord sur ce point, comment les malades pourront-elles arriver à se décider à une opération relativement grave ?

Il est certain que les malades atteintes d'une grande névralgie pelvienne, qui consultent plusieurs médecins, et qui forcément recueillent des avis opposés, d'après ce que nous venons de dire, seront très embarrassées pour se décider à une grosse opération ; mais lorsque les souffrances deviennent intolérables, elles préfèrent souvent courir la chance d'une grande opération, même si on ne leur promet pas la guérison formelle, que de continuer à souffrir de la sorte.

Mais ne peut-on prévoir les cas où l'opération guérira la malade, et ceux où elle ne donnera pas de résultat ?

Si, on le peut, dans une certaine mesure.

S'il s'agit d'une névralgie de nature hystérique ou neurasthénique, l'opération ne donnera pas de résultat, et au contraire ses conséquences seront heureuses quand aucune de ces deux maladies n'est en cause.

Vous en concluez alors qu'il faut opérer quand la malade n'est ni hystérique ni neurasthénique, et qu'il faut au contraire s'abstenir quand elle est l'une ou l'autre ?

C'est en effet ce que je conseille exactement ; mais, dans tous les cas, on ne doit songer à une opération que si les douleurs sont réellement intolérables, et quand tous les moyens médicaux, consciencieusement essayés, ont échoué.

Vous avez parlé de troubles nerveux éloignés, quels sont-ils ?

On peut observer des troubles du côté de la *vessie,* du *rectum et coccyx,* du *tube digestif,* du *cœur,* de la *respiration,* des *muscles,* des *sens,* et enfin du *système nerveux.*

Je ne vous dirai que quelques mots de ces divers troubles :

Du côté de la *vessie,* il peut y avoir un état douloureux de tout l'organe, ou des besoins fréquents d'uriner (ténesme vésical).

Pour le *rectum* et le *coccyx,* on observe au niveau de l'anus des démangeaisons plus ou moins vives, et, pour le coccyx, une douleur très vive siégeant au niveau de cet os, qui termine en bas la colonne vertébrale ; cette névralgie du coccyx, très rebelle dans certains cas, s'apelle *coccygodynie.*

Au niveau du *tube digestif* on observe des troubles dyspeptiques, la digestion se fait mal, et la malade est affligée souvent de diarrhée, soit plus ordinairement de constipation.

Comme *troubles cardiaques* je signalerai les palpitations de nature nerveuse.

Comme *troubles respiratoires,* une gêne de la respiration, parfois une véritable toux, qu'à cause de son origine on a appelée utérine (toux utérine).

Du côté des *muscles*, une parésie à l'action, parfois une véritable atrophie du système musculaire.

Du côté des *sens*, on peut noter divers troubles de la vue ; aussi voit-on assez souvent les oculistes s'enquérir s'il n'y a pas de maladie utérine.

Enfin, du côté du *système nerveux*, on voit des maux de tête, des migraines, des idées noires, parfois des germes de folie pouvant aboutir à l'aliénation complète.

Tous ces troubles nerveux dépendent du système génital. — Guérissez les maladies génitales, et le trouble disparaîtra.

Quant au mécanisme qui explique les relations génitales entre les troubles en question et les maladies, c'est l'*action réflexe*.

L'action réflexe joue un rôle considérable dans toute la physiologie et la pathologie.

Les médecins savent bien ce qu'on entend par là, car dans toutes leurs études ils se heurtent à cette explication, que force leur est donc de bien connaître, — au moins par ses effets, — s'ils ne la comprennent pas dans son essence.

Pour ceux qui ne savent pas ce qu'on doit entendre par action réflexe, je donnerai un exemple qui me fera mieux comprendre qu'une description.

Prenez une plume, titillez avec son extrémité l'intérieur du nez, quel va être le résultat ? — un éternûment de la part de la personne titillée. Comment s'est produit cet éternûment ? — par *action réflexe*.

Une personne dort, une mouche vient se promener sur sa figure ; sans qu'il y ait réveil, la main de la personne vient à la figure pour chasser la mouche

15.

importune. Comment s'est produit ce mouvement ? Par action réflexe, car la volonté n'y était pour rien, la personne ne s'étant pas réveillée ; au réveil d'ailleurs elle n'aura pas conscience du mouvement exécuté.

Or, tous les troubles que nous venons d'étudier se font également par action réflexe.

5° Déviations utérines.

Le titre de déviations utérines semble indiquer que seul l'utérus est susceptible de déplacements, et que les autres organes génitaux ne peuvent présenter d'état pathologique semblable ?

Si, les ovaires et les trompes sont susceptibles de certains déplacements, mais leur importance relativement à ceux de l'utérus est pour ainsi dire nulle.

Autrement dit, seuls les déplacements de l'utérus méritent considération, et c'est la raison pour laquelle il ne sera question que d'eux ici.

Comment l'utérus peut-il se déplacer ?

L'utérus peut se déplacer de cinq façons, chacune de ces façons étant désignée par un nom particulier.

Il y a :

1° la déviation en avant ou *antédéviation ;*

2° la déviation en arrière ou *rétrodéviation ;*

3° la déviation latérale ou *latérodéviation ;*

4° la déviation en bas ou *prolapsus ;*

5° la déviation par retournement ou *inversion.*

Voudriez-vous d'abord nous dire en quoi consistent ces diverses déviations ?

Oui, laissez-moi d'abord vous dire quelle est la

situation normale de l'utérus ; cette notion précise est indispensable pour bien comprendre les déviations, qui ne sont autre chose que des altérations de cette situation normale.

L'utérus est placé, comme le montre la figure 42, entre la vessie qui est en avant de lui, et le rectum qui est en arrière.

Il est complètement recouvert par les circonvo-

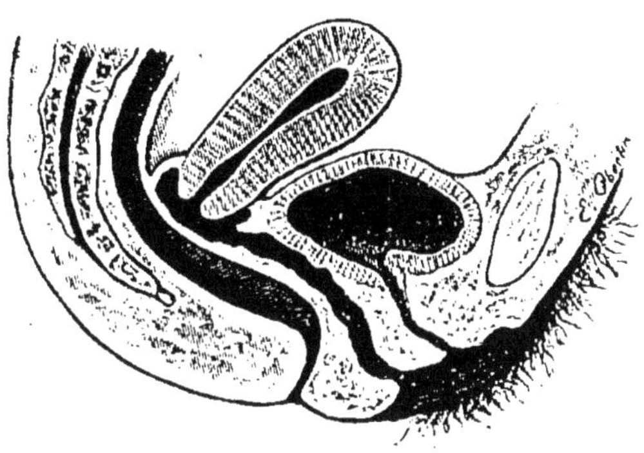

Fig. 42. — Situation normale de l'utérus.

lutions de l'intestin grêle, qui lui forment un entourage souple, et lui permettent de se déplacer en tous sens.

Il se continue inférieurement avec le vagin, formant avec lui un angle droit. Quand cet angle n'est plus droit, si par exemple il est plus ouvert ou plus fermé, la situation de l'utérus n'est plus normale, il y a déviation.

La direction de l'utérus est rectiligne, c'est-à-dire que le canal qui chemine dans son intérieur est droit. Si ce canal se coude, transformant la ligne droite, en question, en ligne anguleuse, il y a encore déviation utérine ; nous verrons laquelle, un peu plus loin.

Donc retenons ceci :

L'utérus est un organe rectiligne, placé à angle droit sur le sommet du vagin, exactement dans le plan antéro-postérieur du corps.

En vous expliquant la cause des déviations je vous parlerai des organes qui maintiennent l'utérus dans sa position normale; pour l'instant je me contente de définir cette position, pour vous démontrer en quoi elle peut devenir anormale.

Nous connaissons donc la situation normale de l'utérus, voyons quelles peuvent être les déviations.

Oui. Expliquez-nous d'abord la déviation en avant ou antédéviation?

Il y a deux sortes de déviation en avant :

La flexion en avant ou *antéflexion;*

La version en avant ou *antéversion.*

Quelques mots d'explication vont vous faire comprendre les caractères de ces deux déviations.

Rappelez-vous d'abord que l'utérus se divise en trois parties, le *corps* qui est la partie supérieure, le *col* qui est la partie inférieure, et l'*isthme* qui sert de réunion entre le corps et le col.

Dans l'*antéflexion* (fig. 43), le col ne bouge pas, mais le corps s'incline en avant, de telle sorte qu'il y a coudure de l'organe au niveau de l'isthme.

Le résultat est que, du fait de la coudure, le canal utérin sera rétréci au niveau de l'isthme, de telle sorte que des règles s'écouleront plus difficilement et que la conception sera plus ou moins entravée, le perme ne pouvant pas facilement franchir l'isthme ainsi rétréci. Autre conséquence : le corps de l'utérus, par sa déviation, appuie sur la vessie, empêche cet organe de se remplir d'urine comme dans les conditions normales, et la femme éprouve des besoins fréquents d'uriner.

En quoi l'antéversion diffère-t-elle de l'antéflexion ?

Elle en diffère par deux points :

1° Il n'y a pas de coudure de l'organe, comme le montre la figure 44;

2° Ce n'est pas seulement le corps de l'organe qui s'incline en avant, mais le col aussi.

En un mot, dans l'*antéflexion*, il y avait coudure

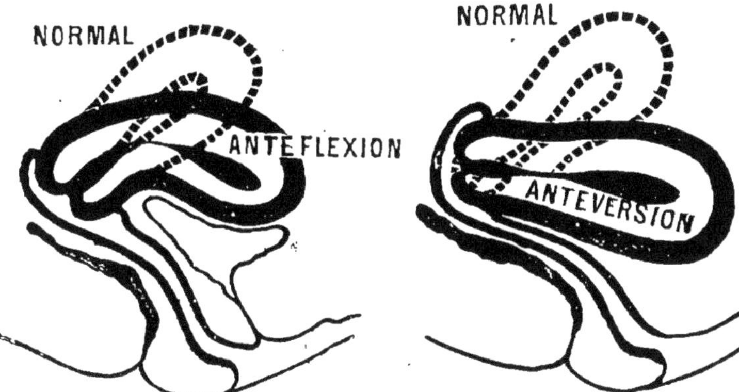

Fig. 43. — Antéflexion
de l'utérus.

Fig. 44. — Antéversion
de l'utérus.

de l'organe, le col ne bougeait pas et le corps seul s'inclinait en avant. Dans l'*antéversion*, pas de coudure, le corps et le col se dévient ensemble en avant.

Quelles en sont les conséquences pathologiques ?

La vessie est comprimée avec l'antéversion, comme avec l'antéflexion, peut-être même un peu plus, l'utérus se couchant plus complètement sur la vessie.

Pas de gêne ni pour l'écoulement du sang menstruel, ni pour l'ascension du sperme à travers l'isthme; néanmoins la conception est gênée par un autre mécanisme : ce n'est plus du col dans le corps que le sperme a de la difficulté à monter, mais du vagin, — où il est éjaculé, — dans la cavité cervicale, à travers l'orifice externe de l'utérus. La déviation de l'utérus fait en effet que le sperme ne sera plus éjaculé en face de l'orifice utérin, mais pour ainsi dire en arrière de lui, ainsi qu'on peut le comprendre en méditant la figure 44.

En résumé : plus l'utérus se couche en avant, ou plus il est en antéversion, plus l'orifice externe de l'utérus s'éloigne du jet de l'éjaculation, et par conséquent plus la pénétration du sperme dans l'utérus est difficile.

Récapitulons le bilan des antédéviations.

Avec l'antéflexion :

  1° Coudure de l'axe utérin :

    — d'où gêne à l'écoulement menstruel ;

    — d'où gêne à la fécondation au niveau de l'isthme ;

  2° Le corps se couche sur la vessie :

    — d'où troubles dans la miction.

Avec l'antéversion :

  1° L'axe utérin non coudé se rapproche en avant de l'axe vaginal, leur angle se fermant de plus en plus ;

    — d'où gêne de la fécondation, par la difficulté de pénétration du sperme du vagin dans le canal cervical.

  2° Tout l'utérus se couche sur la vessie ;

    — d'où troubles dans la miction.

Expliquez-nous maintenant la rétrodéviation?

Ce que je viens de vous dire des antédéviations va beaucoup faciliter ma tâche, car les déviations en arrière sont exactement les mêmes que celles en avant, sauf les conséquences qui diffèrent.

Avec la *rétroflexion* (fig. 45), le col ne bouge pas,

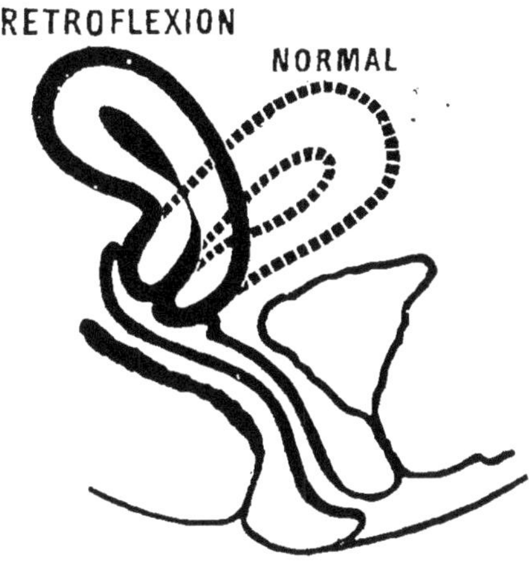

Fig. 45. — Rétroflexion de l'utérus.

l'utérus se coude au niveau de l'isthme et le corps de l'organe se renverse en arrière, de telle sorte que le canal utérin est plus ou moins rétréci au niveau de l'isthme, et que le corps de l'utérus vient appuyer sur la face antérieure du rectum.

Les conséquences pathologiques sont :

— la difficulté dans l'écoulement menstruel,

— la gêne de la fécondation, par l'obstacle qu'oppose à l'ascension du sperme l'isthme rétréci,

— la constipation produite par l'obstacle que crée au cours des matières fécales la compression du rectum.

Dans la *rétroversion* (fig. 46), pas de coudure de l'organe, le corps et le col, conservant l'un par rapport à l'autre la situation normale, sont renversés en arrière. Plus le renversement est accentué, plus l'axe de l'utérus se rapproche de celui du vagin, sauf quand le renversement a dépassé le plan du vagin ; à partir de ce moment, représenté par la figure 46, plus l'organe continue à se renverser, plus l'angle

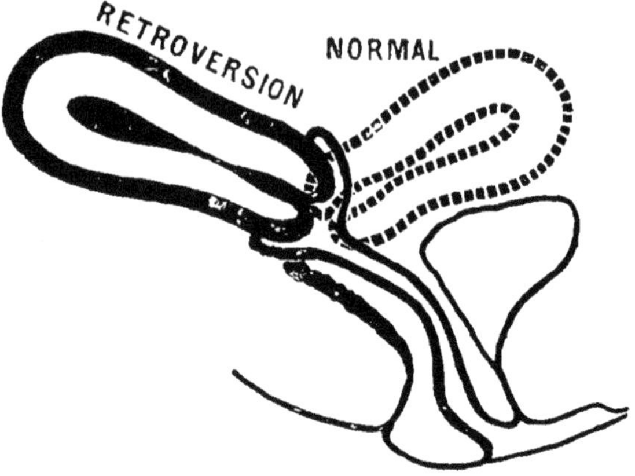

Fig. 46. — Rétroversion de l'utérus.

formé par l'union des axes vaginal et utérin se ferme, présentant alors une ouverture qui regarde en bas, dans la direction de l'anus.

Les conséquences pathologiques sont :

1° La compression du rectum gênant le cours des matières fécales ;

2° Secondairement la compression de la vessie, car le col de l'utérus, par le basculement de l'organe, vient au contact du fond de la vessie, et amène soit la rétention d'urine en comprimant l'urètre, soit des besoins fréquents d'uriner, en irritant le méat vésical ;

3° La fécondation, loin d'être entravée, est plutôt favorisée par la direction du canal utérin ; en pareil cas elle ne sera entravée que si la déviation devenait telle que la coudure en arrière serait très prononcée, ce qui est relativement très rare.

Récapitulons ce qui a trait aux rétrodéviations.

Avec la rétroflexion :
   1° Coudure de l'axe utérin :
      — d'où gêne à l'écoulement menstruel ;
      — d'où gêne à la fécondation.
   2° Le corps se couche sur le rectum :
      — d'où troubles dans la défécation.

Avec la rétroversion :
   1° L'axe utérin se met de plus en plus dans la direction de l'axe vaginal, à moins qu'il ne le dépasse, auquel cas il s'en éloigne en formant un angle ouvert en bas.
      — Pas de conséquence pathologique.
   2° Le corps de l'utérus se couche sur le rectum ;
      — d'où troubles dans la défécation.
   3° De plus le col arrive à comprimer la vessie ;
      — d'où troubles dans la miction, soit rétention d'urine, soit ténesme [1] vésical.

Nous arrivons aux déviations latérales ou latérodéviations ?

De même que pour les anté- et pour les rétrodéviations, il y a pour les latérodéviations, la flexion et la version, seulement ces déviations sont relativement peu importantes, étant donnée l'absence d'organe à comprimer transversalement.

Aussi la *latéroversion* (voir fig. 47) est à peu près sans conséquence pathologique, en dehors de

---

[1] Par ténesme on entend le besoin fréquent d'uriner.

la gêne de la fécondation qui peut en résulter ; quant à la *latéroflexion* (voir fig. 47), la coudure du canal utérin au niveau de l'isthme est susceptible de gêner soit l'écoulement des règles, soit la fécondation.

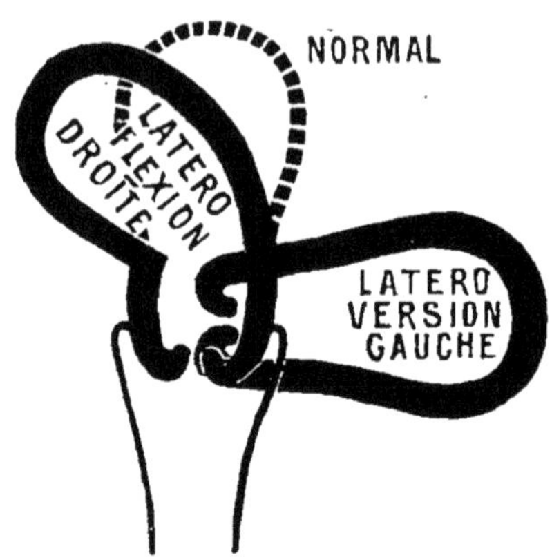

Fig. 47. — Latérodéviations de l'utérus.

Donc les seuls troubles qui résultent des latérodéviations se bornent à gêner l'écoulement des règles et la conception. D'autre part, ces déviations sont beaucoup moins fréquentes que celles en avant ou en arrière, aussi voit-on certains traités de gynécologie en parler à peine, et le fait est qu'en pratique on peut presque les négliger ; c'est ce que nous ferons pour simplifier le plus possible notre sujet.

Parlez-nous alors du prolapsus utérin ?

A l'état normal l'utérus est placé de telle façon qu'un index de longueur moyenne, étant introduit dans le vagin, quand l'extrémité du doigt est au contact du col, sa racine, — c'est-à-dire l'articulation métacarpo-phalangienne ou celle qui réunit le doigt à la main, — se trouve à l'orifice vulvo-vaginal.

Quand le col est plus près de la vulve, c'est que l'utérus est abaissé, qu'il y a descente, abaissement ou prolapsus, ces trois termes étant synonymes.

Cet abaissement (fig. 48) peut présenter un degré variable : tantôt le col n'arrive pas à la vulve, on dit alors que le prolapsus est du premier degré ; tantôt au contraire il franchit l'orifice vulvo-vaginal et

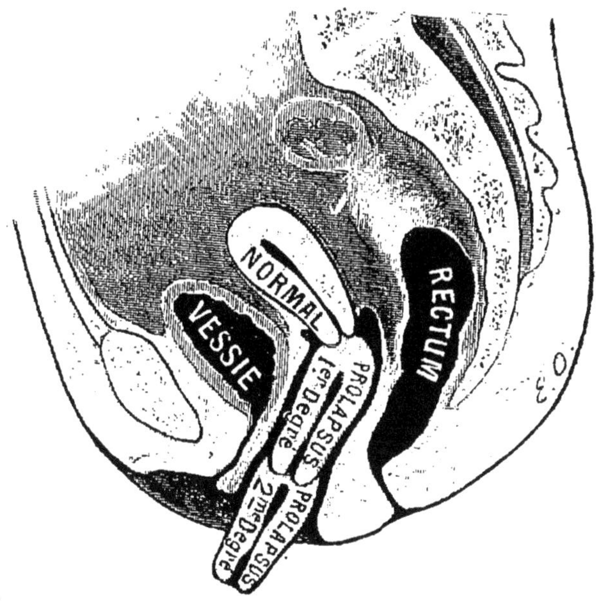

Fig. 48. — Prolapsus de l'utérus.

devient extérieur : on peut le voir en faisant écarter les cuisses ; le prolapsus est alors du deuxième degré.

Autrement dit, le prolapsus du premier degré est intérieur ; le prolapsus du deuxième degré est extérieur.

Quelles sont les conséquences du prolapsus ?

A un degré léger, la femme éprouve seulement

une pesanteur plus ou moins constante au niveau du bas-ventre, alors surtout qu'elle est debout ; elle a également, de préférence quand elle fait un effort, la sensation d'un corps étranger qui veut sortir par l'orifice vulvaire.

Quand l'utérus arrive au dehors, elle est gênée par la tumeur que les organes génitaux forment à l'extérieur ; elle redoute toute espèce d'effort, car à chaque effort, elle sent cette masse grossir, ce qui n'est pas sans l'effrayer.

La miction, et surtout la défécation, sont gênées ; la miction parce que la vessie est plus ou moins entraînée ou déformée par l'utérus ; la défécation parce que l'effort nécessaire pour l'expulsion des matières fécales n'est plus possible dans les conditions normales.

Quand l'utérus arrive au dehors, il subit, grâce au contact permanent de l'air, grâce aux frottements et chocs auxquels il est exposé, une irritation plus ou moins vive qui l'enflamme et souvent même l'ulcère. L'organe ainsi altéré devient douloureux, et vient ajouter à la triste condition dans laquelle se trouve la femme.

En résumé, le prolapsus a comme conséquences :

1° La pesanteur dans la zone génitale, qui gêne la femme pour tout travail musculaire ;

2° L'impossibilité de l'effort, ou au moins d'un effort sérieux ;

3° La gêne dans la miction et surtout dans la défécation ;

4° L'irritation de l'utérus qui résulte de son extériorisation.

Il vous reste à parler de la dernière déviation, celle par retournement ou inversion?

Je serai bref à son égard, car, relativement aux autres déviations, elle est très rare.

Prenons un bonnet de coton, c'est la comparaison classique, appuyons sur la pointe, de manière à le retourner petit à petit sur lui-même et nous aurons une idée de ce qui se passe quand il y a inversion de l'utérus.

La figure 49 vous montre les trois degrés de cette inversion.

I. Au premier degré, il y a une simple dépression du fond de l'utérus.

II. Au deuxième degré, le fond de l'organe retourne franchement l'orifice externe de l'utérus et arrive dans le vagin.

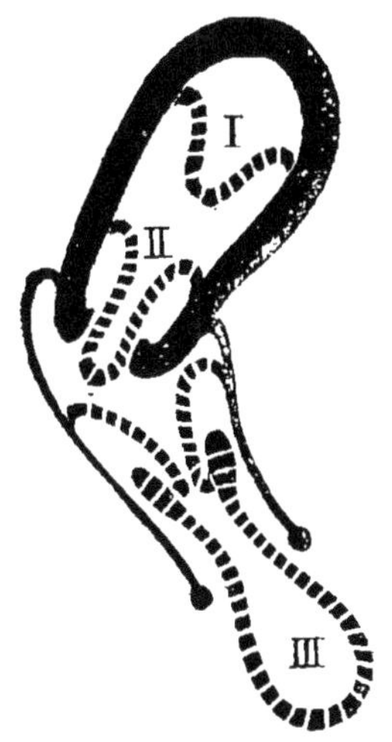

Fig. 49. — Inversion de l'utérus.

III. Au troisième degré, l'organe est complètement retombé sur lui-même, et vient plus ou moins faire saillie à l'extérieur.

La conséquence de cette déviation est que l'utérus n'existe plus comme organe creux, susceptible de donner abri à l'œuf humain ; il n'est plus qu'un organe déformé, impropre à tout usage, tant qu'il restera ainsi dévié.

Les cinq déviations que vous venez de nous décrire, à savoir : les antédéviations, rétrodéviations, latérodéviations, prolapsus, inversion, se présentent-elles toujours à l'état isolé, ainsi que vous les avez présentées, ou peuvent-elles se combiner les unes aux autres ?

Elles peuvent se présenter à l'état isolé, mais le plus souvent elles se combinent entre elles, de manière à créer des *déviations complexes.*

De plus, elles se compliquent souvent aux états pathologiques, tels que : inflammations, tumeurs, etc., de telle sorte que la maladie devient encore plus complexe.

C'est ainsi qu'on verra souvent le prolapsus se combiner avec la rétrodéviation ; l'inversion se compliquer de prolapsus, une rétrodéviation se compliquer de latérodéviation. Puis, c'est l'inflammation générale, c'est-à-dire la métrite ou la salpingo-ovarite, qui vient se joindre à la déviation, ou encore une tumeur de l'ovaire.

La liste serait longue des états pathologiques qui peuvent ainsi coïncider. Dans le diagnostic, il faudra toujours établir exactement tous les états pathologiques qui coexistent, car le traitement doit être dirigé contre toutes les maladies combinées et ne pas se borner à l'un seulement de ces états pathologiques, sans quoi toute thérapeutique n'aboutira jamais qu'à une guérison incomplète.

Pourriez-vous nous dire comment se constituent ces diverses déviations, et quelle est la cause qui les produit ?

L'utérus est maintenu dans sa position normale, ainsi que l'indique la figure 50, par deux ordres d'attaches :

1° Les *cordages* qui le fixent aux parois du bassin, de même que les cordages fixent un mât sur un navire ;

2° Le *plancher* sur lequel il repose et qui lui sert en quelque sorte de piédestal.

Les *cordages* sont représentés : en avant, par le *ligament rond* et le *ligament utéro-pelvien ;* en arrière par le *ligament utéro-sacré ;* latéralement, par le *ligament large.*

Le *plancher* est constitué par ce qu'on appelle le

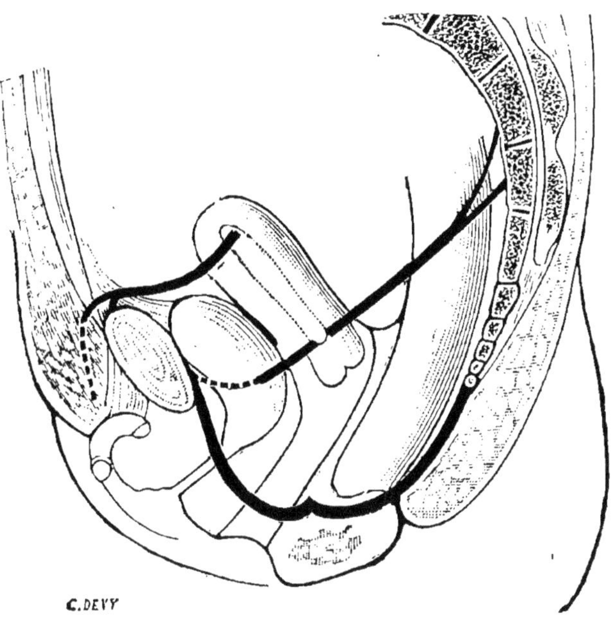

Fig. 50. — Schéma général des ligaments utérins.

diaphragme pelvien ; il est formé par l'ensemble de *muscles et aponévroses* qui ferment inférieurement l'ouverture pelvienne. Le *périnée* forme la plus grande partie de ce diaphragme.

Tant que *plancher* et *cordages* restent normaux, l'utérus conserve sa position habituelle, mais si l'un ou l'autre s'affaiblit, se déchire, alors l'utérus, qui n'est plus maintenu, se dévie soit en avant, soit en arrière, soit latéralement, soit en bas. Je ne parle pas ici de l'inversion dont le mécanisme de formation est différent, ainsi que je le dirai un peu plus loin.

Donc toute cause relâchant les cordages : grossesses répétées, vêtement trop serré, effort trop violent ou trop brusque, relâchement de tous les tissus par suite d'un affaiblissement de tout le corps, est susceptible d'amener une déviation utérine.

Il en sera de même des déchirures du périnée à la suite de l'accouchement. Quand le périnée, ou autrement dit cette cloison qui sépare la vulve de l'anus, se déchire, le diaphragme pelvien présente dans son centre une brèche ; cette brèche sera éminemment favorable à la production du prolapsus. Et c'est pour cette raison qu'en dehors même de toute autre considération, il est nécessaire de recoudre le périnée après l'accouchement, alors qu'il est déchiré, et il faut le recoudre non pas seulement à la surface, mais dans toute la profondeur, de manière à rendre à cet organe la forme et la solidité qu'il avait autrefois.

Et l'inversion, vous nous avez dit que vous expliqueriez son mode de formation à part?

Oui, l'inversion se fait par un mécanisme autre que la déviation, dont il vient d'être question. Elle peut survenir après l'accouchement, quand l'utérus est trop mou : il se retourne alors sur lui-même, soit au moindre effort de la femme, soit encore quand on tire trop fort sur le cordon. Le placenta étant adhérent à l'utérus, quand on tire sur le cordon, on se trouve aussi tirer sur la paroi utérine, et si cette paroi est trop molle, inerte, le retournement s'accomplit.

L'inversion peut encore être produite par un polype fibreux pendu comme un fruit à la face interne de l'utérus. La tumeur tire sur l'utérus, et par son action continue et prolongée, elle arrive à le retourner petit à petit.

Vous voyez que pour l'inversion, le mécanisme de production est tout à fait différent de celui des autres déviations, que les liens de l'utérus n'y sont pour rien, et que c'est au contraire la consistance de l'utérus qui joue le rôle primordial.

Bien, nous comprenons le mode de formation des déviations utérines. Nous ne vous demanderons pas maintenant de nous expliquer comment est établi le **diagnostic** *de ces diverses déviations, car c'est l'affaire du médecin à qui on demandera conseil, mais nous désirerions connaître quels sont les* **moyens** *qui permettent de guérir ces déviations, et quel est le degré de confiance que mérite chacun d'eux, car lorsqu'une femme est malade, le point le plus délicat pour elle est de choisir le mode de traitement qui, en lui faisant courir le moins de danger, doit assurer sa guérison ?*

C'est très exact, 'et je vais m'efforcer, en prenant successivement chaque déviation, de satisfaire à votre légitime curiosité.

Bien. Commençons par les antédéviations ?

Oui, mais avant de répondre à votre question, laissez-moi vous dire brièvement quelles sont les *armes thérapeutiques* que nous possédons contre les déviations en général.

Nous avons :

1° *La ceinture et les pessaires.* La ceinture, c'est-

à-dire des bandes qui doublent la paroi du ventre, de
manière à soutenir et à relever les organes contenus
dans l'intérieur. Quant aux pessaires, ce sont tantôt
des anneaux qu'on met dans le vagin et qu'on y laisse
libres, tantôt des appareils compliqués, composés
d'une ceinture avec un point d'appui qui pénètre

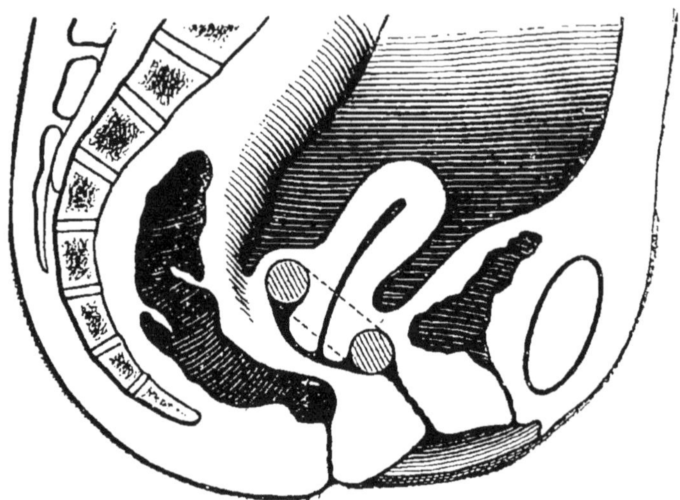

Fig. 51. — Pessaire Dumontpallier appliqué
et vu sur une coupe antéro-postérieure.

dans le vagin, de manière à agir sur l'utérus ; on
appelle encore pessaires des tiges qu'on introduit
dans l'utérus pour le redresser et le maintenir droit.

La ceinture, vous la connaissez, il en a été question dans d'autres parties de cet ouvrage.

Pour les pessaires, voici trois figures qui vous
donneront une idée des trois principales variétés de
ces instruments.

La figure 51 vous montre l'anneau élastique,
qu'on introduit dans le vagin à l'aide d'une pince
qui l'aplatit de manière à en faciliter l'entrée ;
une fois abandonné à lui-même, l'anneau élastique

reprend sa forme arrondie, et il forme un point d'appui à l'utérus qu'il maintient en place.

La figure 52 a trait à un pessaire vagino-abdominal, sorte de poire, maintenue par une ceinture. La poire s'introduit dans le vagin, elle appuie sur

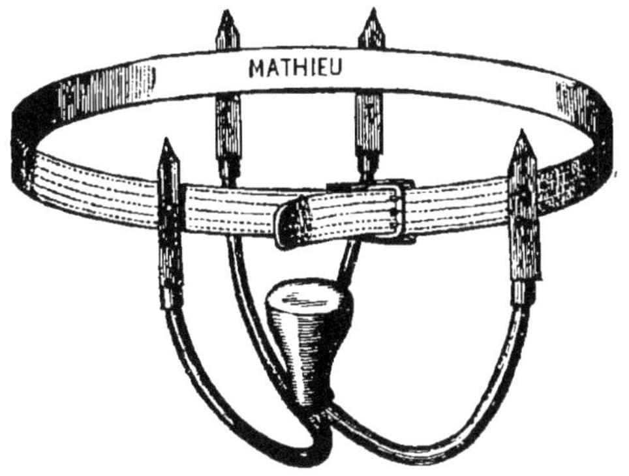

Fig 52. — Pessaire vagino-abdominal.

l'utérus pour l'empêcher de s'abaisser quand il y a prolapsus ; la ceinture forme à cette poire le point d'appui nécessaire pour jouer ce rôle de maintien.

La figure 53 est un pessaire intra-utérin, tige cannelée qu'on fixe dans l'utérus après l'avoir dilaté, et qu'on coud au col à l'aide de la soie ou du crin de Florence. Cette tige rigide maintient l'utérus droit et corrige par son action permanente la flexion de l'organe.

2° Nous avons ensuite les *moyens de redresser l'utérus* qui sont : certaines positions de la femme, les pansements vaginaux à l'aide de tampons, certaines manœuvres, enfin l'hystéromètre, tige de métal qu'on introduit dans la cavité utérine, et qui permet de changer la direction de l'organe.

3° Nous avons ensuite le *massage*, qui consiste en

des frictions faites par le vagin et par la paroi abdominale sur l'utérus et sur son voisinage.

4° L'*électricité*.

5° Enfin, les *opérations*, qui sont très variées, et

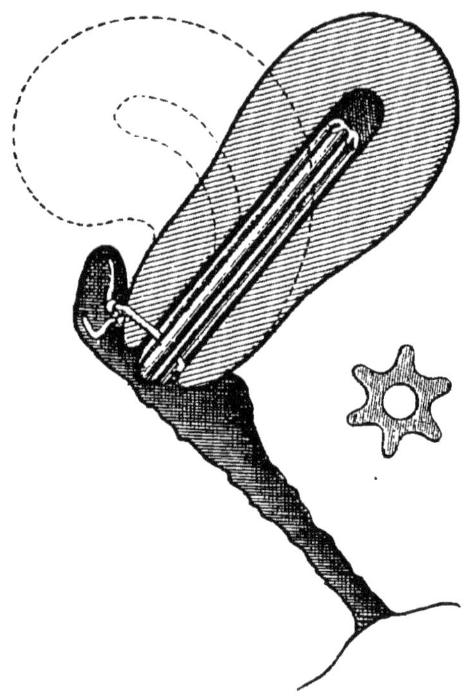

Fig. 53. — Pessaire intra-utérin appliqué et la coupe de la tige.

dont je vous dirai quelques mots à propos de chaque déviation.

Vous connaissez maintenant les *armes thérapeutiques* que nous possédons contre les déviations utérines, je réponds alors à votre question du *traitement des antédéviations*.

Distinguons l'*antéflexion* de l'*antéversion*.

Traitement de l'antéflexion. — Quand l'antéflexion

coïncide avec un autre état pathologique, le plus souvent une métrite, guérissez-le par un traitement approprié, et par là même vous aurez guéri la déviation utérine, sans qu'un autre traitement soit nécessaire.

Isolée, l'antéflexion ne devra être traitée que si elle est la source de troubles, car nombre de femmes ont de l'antéflexion sans en être incommodées ; chez elles, aucun traitement n'est nécessaire.

Les troubles qui peuvent résulter de l'antéflexion isolée et nécessiter son traitement sont : la *dysménorrée*, la *stérilité*, le *ténesme vésical*.

Le meilleur traitement et le plus simple en pareil cas est la fixation d'une tige intra-utérine, ou pessaire intra-utérin (voy. fig. 53).

Cette tige est-elle douloureuse à appliquer ?

Cela dépend de la sensibilité de la femme, de la facilité d'abaisser l'utérus, de la largeur du vagin. Chez certaines femmes la douleur est minime, chez d'autres, au contraire, elle est assez vive pour qu'on donne le chloroforme.

C'est au médecin à juger, quand le traitement est décidé, quel sera la meilleure manière d'agir ; il est impossible de tracer ici une conduite s'adaptant à tous les cas.

Quand la femme a cette tige, est-elle tenue à des précautions spéciales ?

La femme peut aller et venir, se livrer à ses occupations habituelles comme si de rien n'était. Les rapports sexuels s'accompliront aussi, comme si la tige n'existait pas.

Il faudra simplement éviter toute source de grande

16.

fatigue, la course, le saut, le lawn-tennis, le cheval, la bicyclette, et encore cette proscription n'est-elle pas toujours nécessaire.

Comme soins, quels devront-ils être ?

Simplement des injections vaginales de propreté, comme dans les conditions habituelles. Pendant les règles il n'y a rien de spécial à faire.

Pendant combien de temps la femme peut-elle garder cette tige ?

De quelques semaines à quelques mois. Cela dépend de la tolérance de l'utérus.

Il y a des utérus qui tolèrent bien la tige et qui peuvent la garder plusieurs mois, d'autres qui se contractent avec énergie sur elle pour l'expulser, de telle sorte qu'ils arrivent à rompre le fil qui la maintient. Avec un utérus intolérant, on ne peut quelquefois la laisser que deux ou trois semaines en place, mais c'est le minimum.

La femme peut-elle devenir enceinte avec cette tige ?

Parfaitement, elle le peut. Cette tige constitue même pour certaines femmes le meilleur traitement de la stérilité. Aussitôt que la grossesse se confirme, c'est-à-dire quand arrive un retard de règles, on voit survenir les troubles sympathiques, on enlève la tige, et la grossesse continue son cours normal.

Appliquez-vous le même traitement à l'antéversion ?

Nullement, l'application d'une tige ne servirait à rien, car l'utérus est droit et n'a pas besoin d'être redressé comme avec la flexion.

Dans l'antéversion, qu'on ne traite aussi que si elle est la source de troubles (stérilité ou troubles de la miction), on applique dans le vagin un anneau pessaire, ou bien on fait une petite opération sans danger qui consiste à raccourcir la paroi vaginale antérieure. Cette paroi raccourcie tire sur le col, en le ramenant vers le pubis, et corrige ainsi les déviations. Mais il sera rare qu'on soit obligé d'en arriver à cette opération, bien qu'elle ne soit pas dangereuse.

Vous allez maintenant nous exposer le traitement des rétrodéviations ?

Comme pour les antédéviations nous distinguons la *rétroflexion* et la *rétroversion*.

Traitement de la rétroflexion. — S'il existe une complication, il faut commencer par la traiter, c'est un principe applicable aux antédéviations, aux rétrodéviations et aux latérodéviations, et qu'il ne faut jamais oublier.

Je ne parle donc ici que de la *rétroflexion isolée*.

L'indication est double :

— redresser l'utérus ;

— le maintenir réduit.

Pour redresser l'utérus, on se servira, soit des doigts, soit de l'hystéromètre, soit de la position génu-pectorale.

Quand il y a des adhérences, il faut préalablement recourir au massage, jusqu'à ce que l'utérus soit mobilisé.

Quand l'utérus est redressé, c'est-à-dire remis dans sa position normale, on le fixe soit à l'aide d'un pessaire intra-utérin, le même que nous avons conseillé tout à l'heure avec l'antéflexion, soit avec un anneau vaginal. On n'emploiera l'anneau vaginal que si le pessaire intra-utérin ne pouvait être supporté, car son action est préférable ; en un mot, l'anneau vaginal constitue ici un pis-aller.

Que ferez-vous contre la rétroversion ?

Contre la rétroversion il faut commencer par redresser l'utérus, comme avec la rétroflexion, puis le maintenir redressé à l'aide d'un pessaire ou anneau vaginal.

Comment se fait-il que vous ne parlez pas d'opérations ici, on entend constamment parler d'opérations contre les déviations utérines ; ici, pour la rétrodéviation, vous n'en dites rien ?

Si la rétrodéviation n'est pas compliquée, je crois en effet l'opération inutile, mais s'il y a simultanément une métrite, il n'en est plus de même, il faut faire le curage, l'amputation du col, et l'on en profite pour rétrécir le vagin, c'est-à-dire pour faire la *colporaphie*, dont il sera question tout à l'heure, à propos du prolapsus. Mais en somme, s'il y a opération, c'est surtout la métrite qui l'indique, et c'est la raison pour laquelle je n'en ai point parlé, car il était convenu que la déviation était seule en cause.

Avez-vous à nous parler du traitement des latérodéviations ?

C'est inutile, car ces déviations sont très rares. S'il s'agit d'une flexion, on la traite comme une anté- ou rétroflexion. S'il s'agit d'une version, le traitement est le même que pour la rétroversion.

J'arrive au traitement du *prolapsus*.

Est-ce que c'est une des déviations qu'on a le plus fréquemment à soigner ?

Oui, avec la rétrodéviation ; ces deux déviations se confondent presque toujours au début.

En tout cas, le prolapsus est très fréquent, au moins à un degré léger, c'est donc une déviation dont le traitement est des plus intéressants en pratique.

Quels sont les moyens dont vous pouvez disposer pour remettre l'utérus en place et l'y maintenir ?

Je ne vous parlerai du massage et de l'électricité dans le traitement du prolapsus que pour vous dire qu'ils ne donnent que des résultats temporaires, illusoires ; il est inutile de perdre son temps à l'emploi de ces moyens.

Il n'y a contre le prolapsus que deux traitements réellement efficaces :

D'une part, les *pessaires ;*

D'autre part, le *traitement opératoire.*

Vous êtes partisan du pessaire, j'en ai cependant entendu dire, par des chirurgiens, il est vrai, le plus grand mal. Est-ce une fausse accusation ?

C'est mon avis. L'opération est certainement un traitement plus brillant, plus efficace, plus agréable pour le médecin, mais on n'aime en général à recourir à la chirurgie que lorsqu'il n'y a pas d'autres moyens de guérison ; or le pessaire suffira parfaitement à la guérison de certains prolapsus.

Dans quel genre de prolapsus le pessaire peut-il être suffisant ?

Quand l'utérus n'est pas hypertrophié et que l'ouverture n'est pas trop relâchée, sinon le pessaire ne peut pas tenir.

Quelle variété de pessaire applique-t-on ?

On a conseillé de nombreux modèles de pessaires ; pour ma part je préfère le simple anneau rond élastique, qu'on introduit à l'aide d'une pince, de manière à ne pas faire souffrir la malade.

Quelles sont les précautions à prendre quand on porte un pessaire de ce genre ?

On prend des injections quotidiennes de propreté, comme d'habitude, puis, tous les mois, après les règles, on va trouver son médecin pour qu'il enlève le pessaire, le nettoie et le remette en place.

Le médecin seul peut remettre le pessaire dans la position voulue ; en confier le soin à la malade elle-même, comme le font certains médecins, est une faute, car la malade, à moins d'avoir des connaissances spéciales, et d'être elle-même médecin ou sage-femme, ne sait pas le remettre comme il convient.

Or, mieux vaut pas de pessaire qu'un pessaire mal mis.

Le pessaire permet de se livrer à toutes les occupations habituelles de la vie ; il ne gêne pas les rapports sexuels ; le plus souvent même, un mari non prévenu ne s'apercevrait pas de sa présence.

Il est bon que cet anneau soit renouvelé tous les trois mois environ.

Pendant combien de temps le pessaire doit-il être porté ?

Pendant plusieurs années consécutives, en changeant l'anneau tous les trois mois environ, ainsi qu'il vient d'être dit.

A quel signe reconnaît-on qu'une femme peut se passer de pessaire ?

On le reconnaîtra à ce fait que, le pessaire enlevé, la matrice conserve à peu près sa position normale.

On enlève le pessaire d'abord pendant quelques jours, et l'on voit comment l'utérus se comporte sans tuteur.

Si le prolapsus tend à se reproduire, si la femme éprouve les mêmes symptômes qu'autrefois, on lui remettra l'anneau pour un nouveau bail de quelques mois ; sinon, on supprimera définitivement l'anneau, en prescrivant des injections au tanin (une cuillerée à bouche de cette poudre par litre d'eau chaude), de manière à rétrécir et à fortifier le tissu du vagin.

Quand le pessaire est insuffisant, vous conseillez alors l'opération ?

Oui.

En quoi consiste cette opération ?

Cela dépend du détail de chaque cas en particulier. La même opération ne saurait convenir à tous les prolapsus.

Il faut tantôt enlever une partie du col par le vagin, et rétrécir considérablement le vagin dans toute sa hauteur devant et derrière. Scientifiquement cette opération combinée s'appelle : *amputation du col, colporraphie antérieure, colporraphie postérieure avec périnéorraphie.*

Dans d'autres cas on *raccourcit les ligaments*

ronds qui suspendent en quelque sorte l'utérus (opération d'Alexander).

Ou enfin on peut être conduit à fixer le fond de la matrice à la paroi abdominale, opération qui s'appelle scientifiquement *hystéropexie abdominale* ou *ventrofixation*.

Au médecin, suivant les cas, à décider à quelle variété d'opération il doit recourir.

Ces opérations sont-elles sans danger ?

A peu près. Toutefois, l'hystéropexie obligeant à ouvrir le péritoine, fait cependant courir quelque danger, bien que très faible quand l'antisepsie est bien observée.

Réussissent-elles bien ?

Quand elles sont bien faites, la réussite est la règle. Mais il faut que l'opération soit exécutée par un spécialiste, c'est-à-dire par quelqu'un d'habile à les exécuter ; sans quoi, si, par exemple, on ne rétrécit pas suffisamment le vagin, après quelques mois on peut observer une récidive.

Mais, je le répète, dans la majorité des récidives, c'est moins l'opération que l'opérateur qu'il faut incriminer. Au malade à savoir choisir le bon opérateur ; il suffit, pour être fixé, de consulter les résultats que chaque gynécologue obtient, et qui sont le meilleur témoin de son habileté.

Il vous reste à nous parler du traitement de l'inversion ?

Quand l'utérus est inversé, il faut le retourner, de manière à lui restituer sa conformation normale.

On se sert pour cela des doigts, ou d'instruments spéciaux inventés à cet effet.

Les doigts sont préférables toutes les fois qu'ils peuvent suffire.

Lorsque l'inversion n'est pas réductible; à moins que la femme ne puisse continuer à vivre dans les conditions où elle se trouve et y consentir, il faudra enlever l'utérus retourné, par ce qu'on appelle l'hystérectomie vaginale.

Cette opération donne ici d'excellents résultats, et ne fait courir que peu de risques à la malade, mais c'est là une ressource ultime, à laquelle il faudra ne se résigner que si tout autre traitement a échoué.

Dans tout cet exposé du traitement, vous ne nous avez parlé que des déviations isolées, le traitement est-il le même quand elles sont combinées?

Les traitements se combinent de même que les maladies.

Quand plusieurs maladies coexistent, on les traite simultanément, ou, si cela n'est pas possible, successivement.

Il est impossible d'entrer ici dans les détails de ces traitements combinés, qui sont parfois très complexes.

Les opérations se combinent de même que les autres traitements, et on arrive ainsi à des opérations très complexes, parfois un peu longues à exécuter, mais qui sont susceptibles de donner d'excellents résultats.

Au chirurgien à savoir combiner les divers traitements opératoires ; de son habileté dépend souvent le succès thérapeutique.

6° **Tumeurs génitales**.

Existe-t-il un grand nombre de tumeurs génitales ?

Oui, un très grand nombre, mais je ne vous parlerai que des principales, par exemple :

1° des kystes de la vulve ;
2° des végétations de la vulve ;
3° des kystes du vagin ;
4° des polypes muqueux de l'utérus ;
5° des fibromes de l'utérus ;
6° des cancers de l'utérus ;
7° des kystes des trompes ;
8° des kystes de l'ovaire.

En dehors de ces huit variétés de tumeurs, on tombe dans les raretés et les curiosités.

Toutes ces tumeurs ne pouvant guérir que par la chirurgie, comme toutes les tumeurs du corps, nous pensons que vous nous expliquerez sommairement ce qu'est chacune de ces tumeurs, sans vous attarder au traitement, puisque ce traitement se résume en coupe-toujours ?

Vous êtes un peu trop radical dans vos principes thérapeutiques. C'est la chirurgie, il est vrai, qui constitue la grande thérapeutique des tumeurs génitales, comme de celles de toutes les autres régions du corps ; cependant on ne saurait bannir toute autre thérapeutique : c'est ainsi que l'électricité donne de bons résultats dans certains cas de fibromes, que les pansements sont le seul traitement applicable à certains cas de cancer de l'utérus. Aussi, tout en laissant à la chirurgie la place qu'elle mérite dans le traitement des tumeurs génitales, je vous parlerai incidemment des autres traitements que chaque cas en particulier peut nécessiter.

Qu'entendez-vous par kystes de la vulve ?

Ce sont de petites poches du volume d'une noisette, d'une noix, d'un abricot, rarement plus grosses

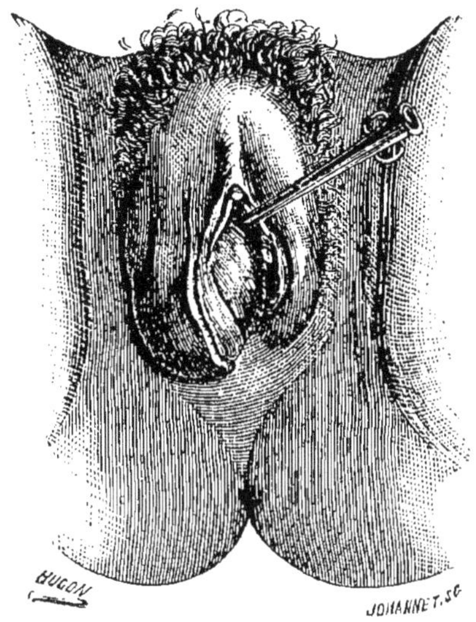

Fig. 54. — Kyste de la glande de Bartholin.

(fig. 54), qui se développent sur les parties latérales de la vulve et en bas, au niveau d'une glande qui se trouve à ce niveau et qu'on appelle *glande de Bartholin.*

Comment se forment ces kystes ?

Les glandes en question s'enflamment, l'intérieur se remplit de pus, le canal de la glande se bouche, de telle sorte qu'elle ne peut plus se vider de son contenu.

Et alors le contenu se trouve être du pus ; dans d'autres cas le pus se transforme en sérosité, de telle sorte qu'au lieu d'avoir un *kyste purulent*, on a un *kyste séreux*.

Et pour guérir ce kyste, il faut sans doute l'ouvrir au bistouri ?

Non, cette opération ne suffit pas. Si en effet on se contente d'une simple ouverture au bistouri, au bout de quelque temps l'ouverture se bouche, et un nouveau kyste se forme à l'intérieur.

Pour qu'il n'y ait pas récidive, il faut enlever toute la poche. Quand la poche est bien enlevée, le kyste ne se forme plus. Mais si l'on ne prend pas cette précaution, si même on laisse un tout petit fragment de la poche, la récidive se fait avec une ténacité désespérante, absolument comme le tænia se reforme tant qu'on n'a pas amené l'évacuation de tout le ver solitaire.

Cette opération nécessite-t-elle le chloroforme ?

On peut la faire à la cocaïne, qui suffit parfaitement ; pour ma part je préfère l'anesthésie au chloroforme, parce qu'avec cet anesthésique, je trouve qu'on opère bien plus complètement et tranquillement, ce qui a une grosse importance dans le cas actuel, ainsi que je l'ai montré.

Quel aspect ont les végétations de la vulve ?

On dirait des *framboises ;* les unes petites (fig. 55) comme des lentilles, d'autres de volume moindre, d'autres arrivant à la taille d'une prune et même davantage, et qui forment un véritable semis sur toute la surface vulvaire.

Qu'est-ce qui cause ces tumeurs ?

C'est tantôt la grossesse, tantôt simplement l'irritation de la vulve à la suite de la vaginite ou de la métrite dont l'écoulement souille la surface génitale.

Sont-elles de nature vénérienne ?
En aucune façon ; aucune parenté, ni avec la syphi-

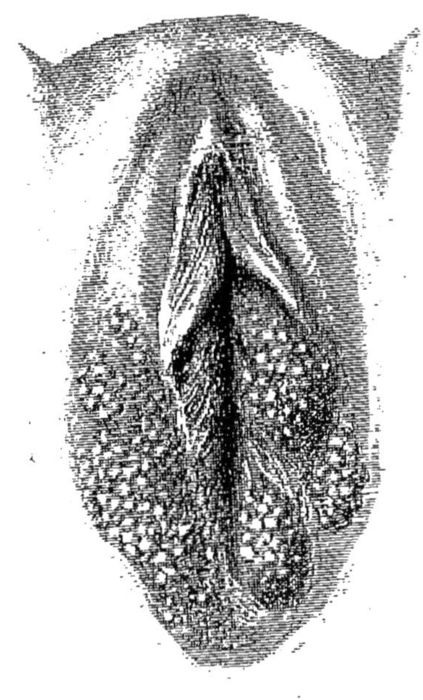

Fig. 55. — Végétations de la vulve.

lis, ni avec la blennorragie, ni avec le chancre mou. Vénus n'a donc rien à faire ici.

Comment guérissent-elles ?
Celles qui surviennent pendant la grossesse se fanent et tombent dans les quelques jours qui suivent l'accouchement, sans qu'aucun traitement soit nécessaire.
Celles qui surviennent en dehors de la grossesse

cèdent parfois aux simples soins de propreté ; en général, cependant, elles réclament un traitement plus actif.

Ce traitement consiste à les racler, en les détachant avec une curette. Leur point d'implantation saigne, mais l'hémorragie s'arrête en comprimant avec un peu de coton hydrophile.

Je conseille l'opération en dehors de la grossesse ; pendant la grossesse, l'opération ne sera nécessaire que si les tumeurs sont réellement très volumineuses.

L'opération est assez douloureuse pour nécessiter le chloroforme, la cocaïne ne pouvant être facilement appliquée dans ce cas.

Il peut donc y avoir des kystes du vagin, de même qu'à la vulve ?

Oui, seulement, dans le vagin, ces kystes sont toujours séreux, autrement dit aqueux, alors qu'à la vulve ils sont tantôt séreux, tantôt purulents.

Comme autre particularité, je signalerai que pour le kyste du vagin la récidive est beaucoup moins fréquente que pour ceux de la vulve.

Ces kystes siègent tantôt à l'entrée du vagin, tantôt dans la profondeur.

Quelle est leur cause ?

Ils sont, comme on dit, congénitaux, c'est-à-dire qu'ils se forment spontanément dans des débris de canaux qui persistent anormalement, depuis la naissance, par un vice de conformation.

En cela aussi ils sont donc différents des kystes de la vulve, qui ne sont pas congénitaux, mais accidentels.

Quel est leur traitement?

Exclusivement chirurgical, mais en général ils ne gênent pas la femme, qui peut vivre très bien sans se faire opérer.

Il ne faut les faire enlever que si leur volume peut être un obstacle à la fécondation, aux rapports sexuels et à l'accouchement.

Pour eux, il est inutile d'enlever la poche : il suffit

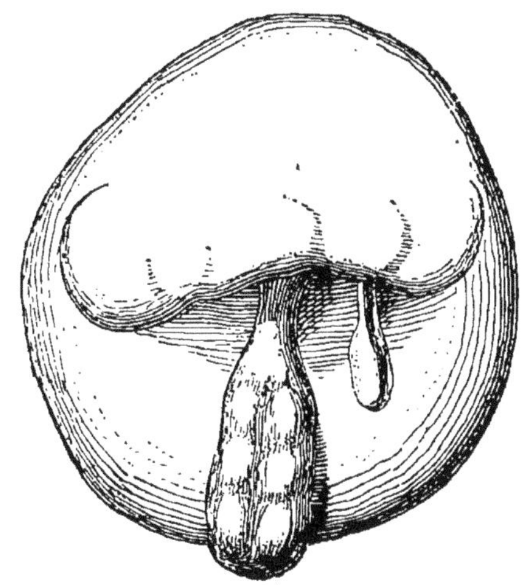

Fig. 56. — Polypes muqueux de l'utérus.

de l'ouvrir largement et de cautériser l'intérieur ; la cicatrisation se fait et le kyste est guéri.

Quel genre de tumeurs sont les polypes muqueux de l'utérus ?

Les polypes muqueux ressemblent à de petits fruits allongés, irréguliers, appendus par un pédicule plus ou moins long à la face interne de l'utérus, et, quand ils sont dans les conditions voulues, s'échappant, comme l'indique la figure 56, par l'orifice externe de l'utérus.

L'utérus semble tirer au dehors une petite langue irrégulière.

Ces tumeurs sont-elles dures ?

Non, elles sont molles. Quand on les a dans les doigts, on a la sensation de graisse ; elles sont, par conséquent, bien plus molles que les polypes fibreux, dont il sera question tout à l'heure.

Que veut dire le mot polype que vous employez si souvent, notamment pour les tumeurs dont il vient d'être question ?

Polype veut dire simplement *tumeur pédiculée*, c'est-à-dire une tumeur qui est reliée au corps par une tige plus ou moins longue, de même que le fruit est relié à la branche. Si les poires étaient des tumeurs, ce nom de polype leur conviendrait bien.

Ce terme a plus qu'une importance théorique, il en a aussi une pratique, car il indique de suite une tumeur facile à détacher chirurgicalement ; il suffit pour cela de lier le pédicule et de le couper.

Quel est le contraire de pédicule ?

C'est *sessile*.

Le nez, par exemple, s'il était une tumeur, constituerait une tumeur sessile, parce que sa base d'implantation est relativement très large.

Les tumeurs sessiles ont-elles un nom particulier, faisant le pendant du mot polype ?

Non, cette expression, qui serait très commode pour le langage courant, n'existe pas ; pour tumeur sessile, il n'y a pas d'autre expression.

*Quels sont les inconvénients des polypes mu-
queux ?*

Ce sont ceux de l'endométrite, dont ils ne sont, le
plus souvent, qu'une simple dépendance.

Comment les guérit-on ?

Le curage seul peut les guérir. Tous les autres
moyens sont illusoires. Malheureusement, même avec
le curage le plus soigneusement fait, les récidives
sont assez fréquentes. On en est quitte pour recommencer le curage, jusqu'à ce qu'on ait lassé le mal.

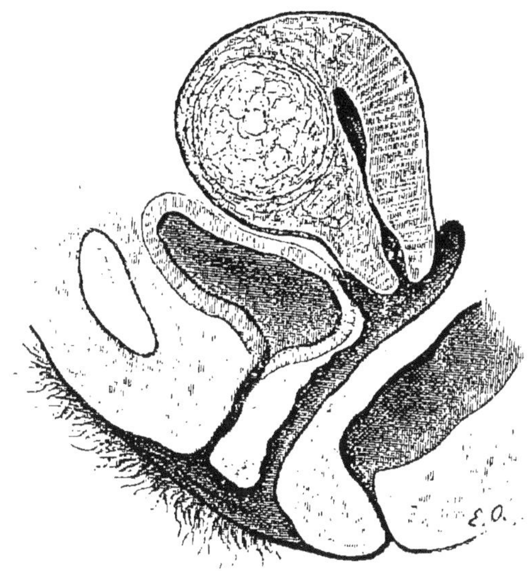

Fig. 57. — Fibrome interstitiel.

*Nous arrivons aux fibromes utérins. N'est-ce pas
là, parmi les tumeurs génitales, une des plus importantes, peut-être même la plus importante ?*

Oui, c'est en effet une des plus importantes, et par
sa fréquence, et par la variabilité des symptômes aux-

17.

quels elle donne lieu, et enfin par son traitement tantôt médical, tantôt chirurgical.

Où siègent d'habitude ces tumeurs ?

Elles peuvent siéger en un point quelconque de l'utérus.

Elles sont tantôt dans la paroi même de l'utérus,

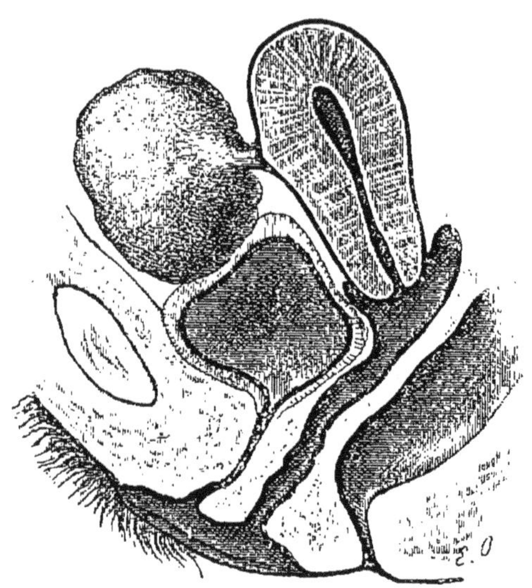

Fig. 58. — Fibrome sous-séreux.

comme dans la figure 57, tantôt saillantes, à la périphérie, au-dessous du péritoine, comme le représente la figure 58.

Enfin, dans une troisième catégorie de cas, le fibrome fait saillie dans la cavité utérine (fig. 59) : c'est le fibrome sous-muqueux.

Donc trois variétés de fibromes :

— l'interstitiel (fig. 57) ;

— le sous-séreux (fig. 58) ;

— le sous-muqueux (fig. 59).

Les fibromes sous-séreux ou sous-muqueux prennent le nom de polypes, quand ils ne sont reliés à l'utérus que par un simple pédicule, comme dans les figures 58 et 59.

Est-il facile de distinguer un polype muqueux et un polype fibreux ?

En général le diagnostic est facile.

Le polype muqueux reste petit, d'un pois à une

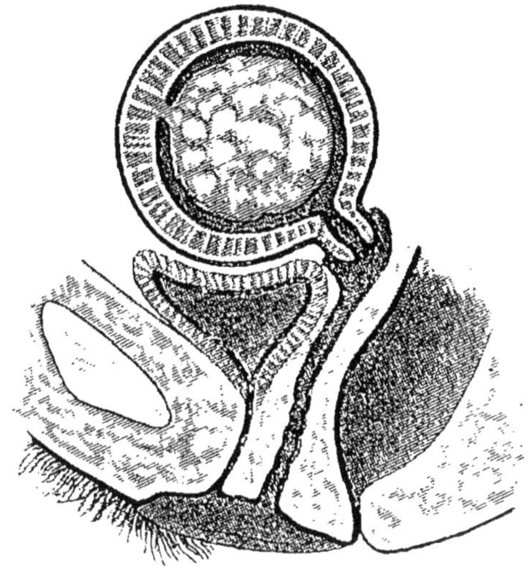

Fig. 59. — Fibrome sous-muqueux.

noisette ; il est mou ; en général il y en a plusieurs. Le polype fibreux est plus gros : abricot, pomme, orange ou davantage ; il est assez consistant ; comme polype intra-utérin il est le plus souvent unique.

Dans les cas douteux l'examen au microscope, révélant la structure, peut permettre de lever le doute ; mais il est rare que l'on soit obligé d'en arriver là.

Quelles sont les conséquences les plus habituelles du fibrome ?

Douleurs et hémorragies, tels sont les deux symptômes primordiaux en cas de fibrome.]

Les douleurs se traduisent sous forme de pesanteurs dans le bas-ventre, de coliques au moment des règles.

Les hémorragies consistent d'abord dans l'exagération de l'écoulement menstruel, qui est plus long et plus abondant qu'à l'état normal. Il se produit fréquemment aussi des hémorragies dans l'intervalle des règles.

Quant à la tumeur constituée par le fibrome, elle varie beaucoup ; tantôt l'utérus est un peu augmenté de volume, dans d'autres cas il devient plus gros qu'une tête d'adulte et peut arriver au poids de plusieurs kilogrammes, témoin la figure ci-jointe (fig. 60).

Est-ce qu'une femme peut devenir enceinte, quand elle est atteinte de fibrome ?

Oui, elle le peut. Mais la conception varie beaucoup avec la forme, le volume et le siège du fibrome.

Tel fibrome permettra une conception, alors que tel autre l'empêchera.

Il en est de même au point de vue de l'accouchement. Tel fibrome laissera l'accouchement se faire sans difficulté, alors que tel autre nécessitera pour la délivrance les opérations les plus graves.

En somme, au point de vue de la conception, de l'accouchement, de même que pour la marche, la configuration, etc., le fibrome pourrait prendre comme devise : *caprice*. On ne pourrait lui en trouver de plus exacte.

Sait-on quelles sont les causes du fibrome ?

Non, on l'ignore absolument.

Ici, comme pour beaucoup d'autres maladies, on a

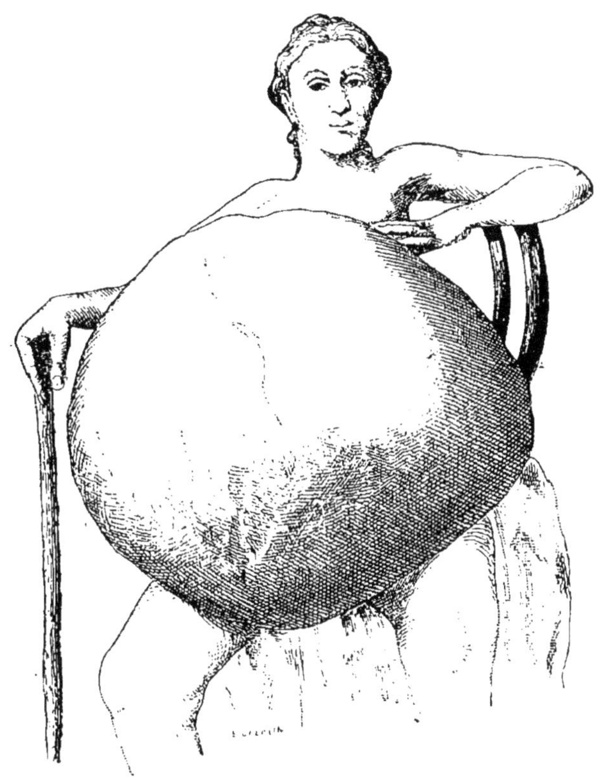

Fig. 60. — Femme atteinte d'un énorme fibrome
utérin (Winckel).

invoqué l'influence de certains microbes, mais la chose est à prouver.

On sait seulement que l'hérédité joue un rôle assez important. C'est-à-dire qu'une femme est exposée à avoir des fibromes, si sa mère est affligée des mêmes tumeurs.

Comment guérit-on les fibromes ?

Il n'y a qu'une manière de les guérir, c'est de les enlever.

Par des moyens médicaux on peut les diminuer, atténuer les symptômes auxquels ils donnent lieu, mais non les faire disparaître.

Quels sont ces moyens médicaux ?

Ils sont au nombre de trois :

    — l'usage de certains médicaments,

    — certaines eaux minérales,

    — l'électricité.

Quels sont les médicaments qui peuvent diminuer le fibrome ?

Ce sont l'*iodure de potassium*, l'*arsenic*, l'*ergot de seigle*, l'*hamamelis virginica*, l'*hydrastis canadensis*.

Mais, en somme, aucun d'eux, sauf peut-être l'ergot de seigle, n'a d'influence bien nette. Aussi sont-ils actuellement peu en vogue.

Quelles sont les eaux minérales qui agissent heureusement sur ces tumeurs ?

Ce sont les eaux chloruro-sodiques, telles que Salies-de-Béarn, Biarritz-Buscous, La Nouillère-Besançon, Salins, et les analogues à l'étranger.

L'électricité est-elle des trois moyens médicaux le plus efficace ?

En général, oui. L'électricité galvanique qu'on applique en mettant une plaque humide sur le ventre, et un pôle dans le vagin ou la cavité utérine, sous forme de charbon ou de platine, donne dans certains cas des résultats réellement satisfaisants. Ils ne font pas disparaître la tumeur, mais ils la diminuent, et, surtout, atténuent les symptômes maladifs, tels qu'hémorragies et douleurs.

L'opération par laquelle on enlève les fibromes est-elle grave ?

Cela dépend.

Quand on enlève le polype fibreux, pendant dans le vagin, appendu à un long pédicule, l'opération est sans danger.

Quand il faut enlever l'utérus avec la tumeur, sans ouvrir le ventre, par la voie vaginale, l'opération est déjà plus grave ; néanmoins, du moment où l'on peut opérer sans ouvrir le ventre, l'opération reste moins grave. Mais on ne peut opérer de la sorte que les tumeurs qui ne sont pas très grosses.

Lorsque les tumeurs sont très volumineuses, qu'elles dépassent l'ombilic, l'opération devient plus sérieuse, et c'est alors qu'on a le plus de mortalité. Bien que dans ces derniers temps la chirurgie ait fait de grands progrès dans ce genre d'opérations, on peut donner comme mortalité, à la suite de l'opération, le chiffre approximatif d'une mort pour vingt opérées.

Dans quels cas conseillez-vous l'opération et dans quels cas les moyens médicaux ?

Je ne conseille d'emblée l'opération que dans les cas de tumeurs volumineuses rendant la vie insupportable par les douleurs et les hémorragies qui existent ; en outre ces hémorragies peuvent être assez abondantes pour que, jointes aux troubles que les tumeurs amènent dans le fonctionnement des organes du ventre, la vie soit en danger.

Dans les autres cas je conseille de recourir aux moyens médicaux, et de ne se résoudre à l'opération que si ces moyens n'améliorent que trop peu l'état de santé.

D'une façon générale les fibromes diminuent avec le retour d'âge, il y a donc lieu d'attendre enfin l'heureuse influence de cette époque critique.

En un mot, recourez aux moyens médicaux tant qu'ils permettent à la femme une vie suffisamment tranquille, et ne vous adressez à la chirurgie que quand ces moyens agissent d'une façon insuffisante, que la tumeur continue à grossir, malgré le traitement institué.

Lorsque l'opération est décidée, mieux vaut, autant que possible, opérer par le vagin, sans ouvrir le ventre, car moins on ouvre le ventre, meilleur d'une façon générale est ce pronostic opératoire.

A quels symptômes une femme peut-elle reconnaître qu'elle est atteinte de cancer utérin ?

Elle le reconnaîtra quand, après son retour d'âge, alors qu'elle ne perdait plus de sang depuis plusieurs mois ou plusieurs années, elle voit de nouveau des écoulements sanguins ou sanguinolents se présenter, ou quand, avant la ménopause [1] elle voit dans l'intervalle des règles des écoulements sanguins, ou sanguinolents, ou analogues à de la brique pilée délayée dans de l'eau.

Ce sont ces petits écoulements qui ont le plus de valeur comme symptômes précurseurs du cancer.

[1] Retour d'âge.

Ils paraissent fort peu de chose, ils semblent bien moins terribles que des hémorragies abondantes, et cependant au fond ils sont plus à redouter, car les hémorragies abondantes appartiennent plutôt aux fibromes, qui sont des *tumeurs bénignes*, alors que le cancer est une *tumeur maligne.*

Quelle différence faites-vous entre une tumeur bénigne et une tumeur maligne ?

Une tumeur bénigne est celle qui se développe sans compromettre forcément l'existence de la femme, tandis que la tumeur maligne, en se développant et en évoluant, amène progressivement un affaiblissement qui va croissant jusqu'à la mort qui en est la conséquence.

La tumeur bénigne reste locale, elle ne récidive pas après l'opération. La tumeur maligne infecte en quelque sorte tout le corps ; la règle est qu'elle récidive, après avoir été enlevée.

Comme exemple de tumeur maligne je vous citerai le cancer, et de tumeur bénigne, le fibrome.

Comment le cancer utérin évolue-t-il ?

C'est d'abord une ulcération ou un bourgeon ulcéré.

L'ulcération grandit et fait tache d'huile sur le voisinage.

S'il y a bourgeon cancéreux, il augmente et devient un véritable chou-fleur.

C'est vous dire qu'il y a deux formes de cancer, comme l'indiquent les figures 61 et 62 :

L'une ulcéreuse, rougeâtre ;

L'autre bourgeonnante, végétante.

Le résultat du mal local est d'abord le produit

d'écoulement, soit de sang pur, soit de sérosité san-
guinolente, soit de sang noirâtre mélangé de débris de
lambeaux de chair détachés de la tumeur. L'écoulement est d'abord sans odeur, puis il devient fétide,

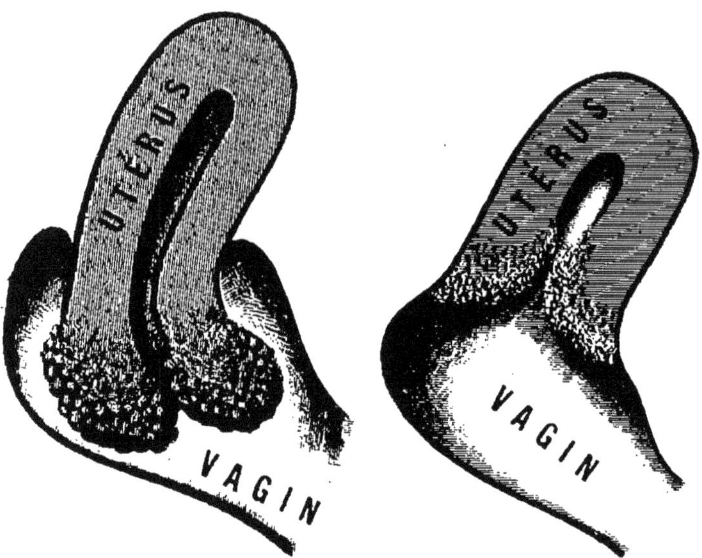

Fig. 61. — Cancer de l'utérus.   Fig. 62. — Cancer de l'utérus.
       Forme végétante.   Forme ulcéreuse.

il sent la chair pourrie, d'où cette odeur nauséa-
bonde que les cancéreuses répandent autour d'elles, et
qui rend la vie insupportable à elles et à leur entourage.

Un peu plus tard surviennent des douleurs : sensation d'une bête qui dévorerait l'intérieur petit à
petit ; c'est en effet le cancer qui dévore les tissus et
qui agit sur les extrémités des nerfs, pour produire
la douleur en question.

Pendant ce temps la malade s'affaiblit, pâlit. Les
chairs deviennent blêmes, blafardes, bouffies, plus

ou moins jaunâtres, prennent cette teinte jaune paille qui est le propre des cancéreux.

Peut-on guérir le cancer, quand on le prend à temps ?

Quand le chirurgien est consulté au début du mal, alors que l'utérus est seul atteint, et que le voisinage est resté sain, il peut enlever l'utérus, et à la suite de l'opération on voit tantôt la récidive rapide, tantôt des cas où elle ne se produit qu'après plusieurs années, ou même pas du tout. Le Dr Auvard en a ainsi observé deux cas, opérés, l'un depuis 1892, l'autre depuis 1894, sans récidive, alors que beaucoup d'autres ont récidivé.

Il est difficile de dire les cas où il n'y aura pas de récidive, ceux où elle sera lente, et ceux au contraire où elle sera rapide.

Cependant l'expérience semble avoir montré que plus la femme était jeune, plus la récidive était à craindre à brève échéance.

Mais, enfin, la possibilité de ne pas avoir de récidive pendant plusieurs années doit encourager, dans les cas où le mal est bien localisé, à enlever tout l'utérus malade, à faire, en d'autres termes, l'opération qu'on appelle *hystérectomie vaginale totale.*

Cette opération est-elle dangereuse ?

Oui, elle présente un certain danger, comme toute opération où l'on ouvre le péritoine, mais actuellement, au point où en est la chirurgie, le pronostic de cette opération est devenu excellent et l'on peut dire que, faite dans de bonnes conditions, elle ne donne pas plus, comme mortalité, de 3 à 5 p. 100.

Mais le pronostic serait-il encore moins bon, que,

je serais porteur d'un cancer au début, je n'hésiterais pas à m'y soumettre. J'aimerais mieux courir les chances de succomber à l'opération que d'avoir la perspective de mourir des progrès lents de cette maladie si terrible, si douloureuse et si répugnante.

Oui, mais en vous faisant opérer vous n'évitez pas cette triste fin, puisque, la récidive survenant, la maladie évolue de même ?

Oui, mais j'ai des chances pour que la récidive mette longtemps à se produire.

D'autre part, l'ablation de l'utérus fait que, quand il y aura récidive, le mal marchera plus vite, puisqu'il s'attaque à des tissus plus profonds.

Quand il y aura récidive, je pourrai me soumettre à des curages et cautérisations qui, détruisant partiellement le mal, en rendront l'évolution moins pénible.

En somme, la règle à mon avis, en cas de cancer, est de détruire, par le bistouri ou le fer rouge, le tissu malade aussi profondément que cela est possible.

Quand on ne peut plus rien faire, on a la morphine pour endormir la malade, jusqu'à ce qu'elle succombe.

Le Dr Auvard a l'habitude de résumer ainsi son opinion sur ce sujet :

« Lutte locale tant qu'elle est possible ; quand elle « n'est plus possible, plonger le sujet dans une demi- « mort par le narcotique, afin de lui rendre les der- « niers moments de cette triste existence tolérables. »

N'arrive-t-il pas qu'en agissant ainsi avec le bis-

touri ou le fer rouge, on produise parfois des fis-
tules en ouvrant la vessie ou le rectum?

Oui, mais que voulez-vous, on ne peut pas faire autrement, et mieux vaut une fistule, qui d'ailleurs
serait survenue spontanément un peu plus tard, voilà
tout, que les douleurs excessives que cause ce terrible mal.

A mon avis, ce qu'on doit le plus redouter dans la
maladie, c'est la douleur, et c'est elle que le médecin doit surtout s'attacher à diminuer.

Quel traitement applique-t-on au cas du cancer,
dont l'écoulement a une odeur si désagréable?

M. Auvard fait des pansements en cautérisant la
plaie cancéreuse avec un caustique énergique, l'acide
nitrique par exemple, et il panse avec de la poudre
d'iodoforme, puis il fait faire des injections fréquentes
avec une solution désinfectante, par exemple :

Chlorure de chaux	4 grammes.
Carbonate de soude cristallisé.	10 —
Eau.	200 —

Une cuillerée à soupe dans un litre d'eau pour une
injection.

Soit :

Acide salicylique	1 gramme.
Essence de géranium rosat . .	5 —
Alcool à 90°.	300 —

Une cuillerée à soupe dans un litre d'eau pour une
injection.

On peut faire dans la pièce des pulvérisations avec
un mélange à parties égales d'acide phénique et d'essence de thym.

Il vous reste à nous parler, pour en avoir fini avec les tumeurs génitales, des kystes de la trompe et de l'ovaire ?

Oui, et ce sujet ne nous arrêtera pas longtemps, car l'unique traitement est l'ablation de la tumeur par l'ouverture du ventre ou laparatomie.

Que contiennent les kystes de la trompe?

Le contenu peut être :

Séreux, — hydrosalpinx ;

Sanguin, — hématosalpinx ;

Purulent, — pyosalpinx.

Quel que soit le contenu, il faut enlever la poche et son contenu, car la simple ponction, telle qu'on la pratiquait autrefois, alors qu'on redoutait toutes les grandes opérations, ne suffit pas, et expose trop aux récidives.

On fait la laparatomie, en enlève la poche en liant et en sectionnant le pédicule, et on referme le ventre à l'aide de sutures.

Les kystes de l'ovaire sont-ils de même nature ?

On distingue deux variétés de kystes de l'ovaire : les grands et les petits kystes.

Les petits kystes ne prennent jamais un gros volume, ils deviennent gros comme un abricot, une pomme, une orange, rarement davantage.

Les grands kystes, au contraire, deviennent gros comme une tête d'adulte, comme une citrouille, parfois même plus volumineux, aussi volumineux que le fibrome dont je vous présentais la figure tout à l'heure (fig. 60).

Ces gros kystes se développent soit dans l'ovaire, soit à côté de lui, dans ce qu'on appelle le *parovarium*.

Le traitement est le même, quelle que soit l'origine. Ils se composent d'une ou plusieurs poches, contenant soit de la sérosité brun clair, soit au contraire un liquide sirupeux, blanc sale.

Comment s'opèrent ces divers kystes ?

Tous les grands kystes sont justiciables de l'ovariotomie.

Pour cette opération on ouvre le ventre, on ponctionne la ou les poches avec un trocart, pour les vider de leur contenu, et les extraire plus facilement, on lie le pédicule qui les attachait au système génital. On sectionne le pédicule à côté de la ligature et on referme le ventre.

Cette opération, une des premières parmi les grandes opérations du ventre, donne actuellement d'excellents résultats : la mortalité n'est guère que de 2 à 3 p. 100.

Quant aux petits kystes, on ne les opérera que s'ils sont pour la femme une cause de gêne très sérieuse, s'ils sont la source de douleurs pénibles, ou s'ils entraînent des métrorragies abondantes et fréquentes.

L'opération se fait en ouvrant l'abdomen, et elle est en général, à moins d'adhérences, très facile.

Ne peut-on pas enlever ces petits kystes par le vagin sans ouvrir le ventre ?

On le peut en effet dans certains cas, soit en enlevant simultanément l'utérus, soit sans cette mutilation.

C'est au chirurgien à juger les cas où cette voie est praticable, et ceux où elle ne l'est pas.

Je n'ignore pas que nombre de femmes préfèrent actuellement cette voie, surtout par coquetterie, parce qu'il ne reste pas de cicatrice abdominale.

Mais c'est là, au fond, une considération secondaire et qui ne saurait peser d'un grand poids dans la détermination du chirurgien.

Ainsi, je le répète, c'est là une question de détail; le point délicat et important, c'est celui de savoir les cas où il convient d'opérer, et ceux où il faut s'abstenir. Ce sont les symptômes éprouvés par la femme, leur intensité, les résultats du traitement médical, qui permettront d'arriver à une solution.

TABLES

TABLE

ANALYTIQUE DES MATIÈRES

TABLE

ALPHABÉTIQUE DES MATIÈRES

R

V

ÉVREUX, IMPRIMERIE DE CHARLES HÉRISSEY

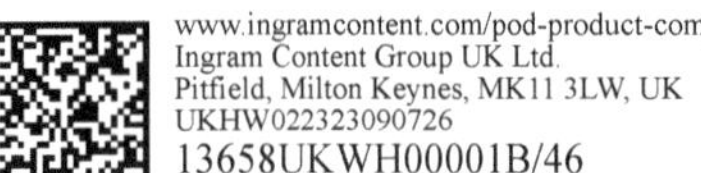
www.ingramcontent.com/pod-product-compliance
Ingram Content Group UK Ltd.
Pitfield, Milton Keynes, MK11 3LW, UK
UKHW022323090726
13658UKWH00001B/46